U0711553

中药学

研究生教育

传承与创新

主审 匡海学

主编 刘 艳 杨炳友

ZHONGYAOXUE
YANJIUSHENG JIAOYU
CHUANCHENG YU CHUANGXIN

全国百佳图书出版单位
中国中医药出版社
·北 京·

图书在版编目（CIP）数据

中药学研究生教育：传承与创新 / 刘艳，杨炳友

主编. ‒‒北京：中国中医药出版社，2025.6（2025.8 重印）

ISBN 978-7-5132-9554-3

Ⅰ. R28

中国国家版本馆 CIP 数据核字第 2025727MV3 号

中国中医药出版社出版

北京经济技术开发区科创十三街 31 号院二区 8 号楼

邮政编码　100176

传真　010-64405721

北京盛通印刷股份有限公司印刷

各地新华书店经销

开本 787 × 1092　1/16　印张 10.5　字数 206 千字

2025 年 6 月第 1 版　2025 年 8 月第 2 次印刷

书号　ISBN 978-7-5132-9554-3

定价　45.00 元

网址　www.cptcm.com

服 务 热 线　010-64405510

购 书 热 线　010-89535836

维 权 打 假　010-64405753

微信服务号　zgzyycbs

微商城网址　https://kdt.im/LIdUGr

官 方 微 博　http://e.weibo.com/cptcm

天猫旗舰店网址　https://zgzyycbs.tmall.com

前　言

在健康中国战略深入推进、中医药振兴发展逐渐上升为国家战略的时代背景下，中医药事业正迎来前所未有的发展机遇。《"健康中国2030"规划纲要》明确提出要充分发挥中医药独特优势；《中医药发展战略规划纲要（2016—2030年）》强调要加强中医药人才队伍建设，从国家战略高度对中医药事业发展进行全面谋划和系统部署，体现出国家对中医药人才培养体系的顶层设计与精准发力。当前，全国中医药专业在校研究生规模已突破6万人，反映出近年来中医药高层次人才培养的显著成效，展示出了"战略定位—人才支撑"的完整逻辑链条。但是在规模扩张与快速发展的背后，中药学研究生教育仍面临诸多深层次困境与挑战：传统师承教育与现代院校教育的融合难题、学科交叉背景下知识体系的更新压力、产业转型升级对复合型人才的迫切需求，以及国际竞争环境下的质量标准对接等问题，都在呼唤着教育体系的深刻变革。

本书以"传承与创新"为主线，系统梳理中药学研究生教育的发展脉络，深入剖析现实问题，探索新时代人才培养的优化路径。全书分为上下两篇，共七章内容，力求构建理论与实践相结合、历史与未来相贯通的论述体系。上篇立足历史与现实，通过三章内容构建中药学研究生教育的全景图谱，注重历史纵深与现实关切的结合，既梳理古代医学教育的精髓，又直面现代研究生教育的痛点；下篇聚焦改革与创新，通过四章内容构建中药学研究生教育的升级路径，强调理论构建与实践案例的互动，突出本土特色与国际视野的交融，既坚守中医药理论内核，又积极对接国际药学教育标准。我们期待通过本书的撰写，在认识层面阐明传统中医药智慧与现代科学范式之间的辩证关系；在方法层面构建符合学科规律的人才培养模式；在实践层面提供可复制、可推广的教育改革方案。

本书的完成得益于众多专家前辈高屋建瓴的学术洞见、青年英才敢想敢试的创新思维、产业精英扎根实践的宝贵经验。众多专家学者从理论、创新、实践等多个维度，共同拓展了本研究的深度与广度。需要指出的是，中药学研究生教育作为动态发展的复杂系统，其理论建构与实践探索永无止境，书中某些观点仍需在未来的教育实践中持续验证、完善。恳请学界同仁与广大读者不吝赐教，提出宝贵意见，以期共同推动中药学研究生教育研究迈向新的高度。

《中药学研究生教育：传承与创新》编委会
2025 年 4 月

目　录

上篇　中医药高等教育的历史与现状

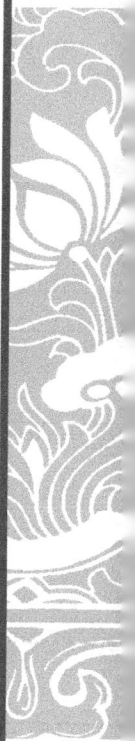

第一章 中医药教育的发展历史概览

中医药学是中国古代科学的瑰宝，是中华民族在生存发展过程中与疾病作斗争的实践经验总结。中医药学在发展过程中，不断汲取当时的哲学、文学、数学、历史、地理、天文、军事学等多种学科知识的营养，同时又融进了中华优秀传统文化的血脉之中，成为传统文化不可分割的组成部分。伴随着不同的历史背景，中医药教育呈现出不同的形态，从传统的家学、师承、私学、官学逐渐转变为院校教育。中医药教育的学科分化和分工也越来越精细，从最初的中医、中药一体，发展为中医学、中药学、针灸推拿学、中西医临床医学、民族医药等相关专业。当前，中医药高等教育形成了以中医药为主体、相关学科协调发展的教育格局，基本实现了中医药人才培养的标准化、规模化和精细化，实现了教育管理的规范化、制度化和模式化，有力地推动着中医药学术的进步。

第一节 古代中医药教育发展历史

纵览中国古代医药学的发展史，师承、家传教育是与医学相伴而生的现象，也是我国古代医学教育的主要形式。但是我们应当看到，在中医药漫长的发展过程中，官办医学教育所起的作用也是不容忽视的。作为一种医学教育制度，官办医学教育是我国现代医药学高等教育的起源与基础，具有十分重大的历史意义。按照马克思主义的观点，科学起源于人类的实践活动，包括生活实践、生产实践及医疗实践等。古代中医药教育使得先辈们丰富的医学实践经验得以继承和发扬，不仅推动了中医药学术的发展，也促进了中医药教育和医药人才培养模式在薪火相传中日趋成熟。

一、中医药教育的起源

中医药人才培养的肇始与中医药的产生同步。上古时期，关于医学人才培养和药物学知识没有直接的文字记载，仅能够依靠教育和医学的发展历史来推断，当时的医学教育主要是靠口耳相传实现的。关于医学实践与疾病资料的早期文献记载，最早可见于商朝。随着甲骨文的出现，人们开始把治疗疾病的经验和对药物采集、产地、性状及功用等方面的认识用文字记录下来。《山海经》等先秦文献也有关于医事、人体形成等相关记载。据《周礼·天官》记载，周代已确立医政制度，初步展现出古代官办中医药教育人才培养模式的雏形。直到春秋战国时期，在"天子失官，学在四夷"（《左传·昭公十七年》）的影响下，医学人才培养的主导权下移到民间，才进入了早期的师徒传承阶段。

秦汉时期医药人才的培养以家传或师承的私学为基本方式。秦国良医辈出，以医缓、医和、医响等为代表人物。秦统一六国后，较完整地继承了春秋战国时期的医学人才培养模式，形成了较为系统的官医制度。《通典·职官七》记载："秦汉有太医令丞，亦主医药，属少府。"太医不仅负责皇帝和中央官员的疾病诊治，而且掌管地方郡县的医疗事宜。西汉时期，中央政府的医职形成少府和太常两个系统，职位最高者为太医令，其内部有分工，负责诊治疾病与管理方药者各司其职。东汉时期，医官制度较西汉时期更加完善。《后汉书·百官志》记载："太医令一人，六百石，掌诸医，药丞、方丞各二人，药丞主药，方丞主药方。"由此可知，汉代以后，我国已经将医与药分成两种职业。尽管如此，汉朝时期尚未形成政府主导的医药学教育，师徒传授仍是当时最主要的医药人才培养模式。

魏晋南北朝时期承袭前朝的医官制度，且机构分工更加明确。在这一时期，家传医学逐渐兴起，范行准先生称此时的东海徐氏、馆陶李氏为"门阀的医家"，可见家传这种私学教育的方式在当时十分兴盛。师承教育在此时同样盛行，《晋书·葛洪传》记载，郑隐师承葛玄，葛洪师承郑隐及鲍玄。《梁书·陶弘景传》记载："始从东阳孙游岳受符图经法。遍历名山，寻访仙药。每经涧谷，必坐卧其间，吟咏盘桓……"由此可见，民间师承授受的人才培养模式一直在延续。南朝刘宋王朝大兴学馆，各聚门徒授业。443年，太医令秦承祖奏置医学，以广教授。这是政府创办医学教育的最早记载。尽管在魏晋南北朝时期还没有形成规模化的医学教育模式，但已有官方医学教育的雏形，为隋唐时期医学校的诞生奠定了基础。

二、官办中医药教育的创立

隋唐时期，太医署正式建立，官方医学教育由此形成。隋统一全国后，在前代基础上，建立并逐步完善了太医署，在署内设置太医令、太医丞等官职。太医署集医政、医疗和医学教育为一体，是当时全国最高医疗及医学教育机构。在专业设置方面，太医署内分设医、药两个学科，在招生、教学、师资、考核等方面均有明确的制度。唐代，太医署的组织结构又进一步扩充和完善，在医学教育职能方面也发挥着更为重要的作用。官方不仅扩大了太医署的规模，还设置了中央和地方两类医学校，在招生规模上大幅扩充，在分科、课程设置和考核制度等方面也进行了完善和发展。太医署还在京师设置药园，招收 16～20 岁的平民子弟为药园生，教授药物的栽培、采集、炮制、制剂、使用等方面的知识。这是我国历史上最早的官办药用植物园。

隋唐时期，官方不仅将目光放在中央医学教育（即太医署教育）上，还开始在全国各地发展地方医学教育。唐朝在州府普遍设立博士、助教，传授医学并治疗民疾。唐代州县的医药资源设置是由户口数决定的。以开元盛世为例，四万户以上为上州，二万五千户为中州，不足二万户为下州，以每户平均五人计，约一万人就有一个医学生。这个比例在当时应该说是不低的，可见唐代政府对医学的重视。

隋唐时期的太医署是世界上最早的大型医学专科学校，在我国中医药事业中具有继往开来、举足轻重的作用。这种官方医学教育的形成在我国医药学教育发展史上也具有十分重要的意义：一是发现人才，培养人才；二是制定标准，推广标准；三是综合发展，分科育人。唐代太医署将教学机构正式分为医学部及药学部，规定医学部课程必须先学习《素问》《神农本草经》《脉经》《甲乙经》等基础课程，之后再学习临床课程。药学部主要由主药和药园师教授学生辨别各种药材的产地、优劣、药性和种植方法。唐代还将《论语》和《孝经》作为道德教育的基本教材和科举的必考科目，要求无论是在校学生还是参加考试的士子都必须修习。这与现代倡导的立德树人根本任务不谋而合。

自隋唐起，官办医学教育已经初步形成。史料上明确记载的师承教育很少，但在民间，家传和师承的人才培养模式一直在延续，并与官办医学教育相呼应，共同构成了中医药人才培养的大体系。隋唐时期正式设置了药学专业，初步确立了本草学的学科地位，有力地促进了药物学的发展，培养了专门的中药学人才，对后世中医药的综合发展和分科发展产生了极大的推进作用。

三、中医药教育的发展

两宋时期，师承授受与官学教育相辅相成，共同举起了中医药人才培养的大旗。师承教育和官办中医药教育人才培养模式都进入了一个快速发展和繁荣的阶段。

北宋儒医高若讷、庞安时等都是师承教育培养模式下的典型中医药名家。《宋史·列传》记载："若讷强学善记，自秦、汉以来诸传记无不该通，尤喜申、韩、管子之书，颇明历学。因母病，遂兼通医书，虽国医皆屈伏。张仲景《伤寒论诀》、孙思邈《方书》及《外台秘要》久不传，悉考校讹谬行之，世始知有是书。名医多出卫州，皆本高氏学焉。"高若讷对医学经典论述精微，开启了宋代研习医学经典的风气。《邵氏闻见录》记载："昔居卫之共城，有赵及谏议者，自三司副使以疾乞知卫州，以卫多名医故也。有申受者，善医，自言得术于高若讷参政，得脉于郝氏老。"由此可见，师承授受的人才培养模式在北宋时期仍备受重视，且培养了很多医学大家，推动了北宋医学的发展。

南宋至金元时期，中医药学开始以医学流派的形式进行传承与发展。这也是师承教育人才培养模式的一种主要表现形式，被认为是中医学进步的标志性成就之一。历经多个朝代的传承发展，有的医学流派至今仍有传人，是师承教育人才培养模式的典型范例。北宋时期较为著名的中医学流派有萧山竹林寺医派，以宋理宗封其为十世"医王"著称；永嘉医派，以陈言的《三因极一病证方论》为创始，以王硕的《易简方》为核心，其后有孙志宁的《增修易简方》、施发的《续易简方论》、卢祖常的《易简方》、王暐的《续易简方脉论》、徐若虚的《王氏易简方》等。金元时期的学术流派以河间学派和易水学派，以及金元四大家为代表。宋金元时期的医学争鸣形成了众多医学流派，并形成了一个人才链条和人才群体。这种以学派为基础、以学术争鸣为动力的中医药人才培养模式，不仅推动了医药学术的传承、创新与发展，也持续影响着后世的人才培养模式。

宋代官方医学教育也有革新和突破。北宋熙宁年间（1068—1077），宋神宗任命大政治家王安石为相，王安石主张改革学校制度，造就德才兼备的人才。这种制度改革很快就推广到医学领域。北宋熙宁九年（1076），太医局从太常寺中分出，成为医学教育专门机构，开医学教育独立发展的先河。宋代的官办医学教育有三点重要的改革与进步：一是分设翰林医官院和太医局；二是规定太医局判局由精通医学者担任；三是在最权威的教育机构——国子监中设立"医学"。

金代一切制度均承宋制，医学亦不例外。金代太医院兼有医疗教学之职，医学设十科，每月考试一次，以成绩优劣给予奖惩。元代不仅重视医药，更加重视医药教育。太医院不再具有医学教育的职能，官方设有专门管理医学教育的医学提举司，还制定了选择医学教授的标准与条例。挑选世医子弟入学，是元代医药学教育的一大特点。元代还规定学医必须精通"四书"，不能精通者不得行医。元政府将人们从事的工作分为十等，医生位居第五，社会地位空前提高。这直接促使许多优秀人才步入医生行列。元代地方大多数县都设置了医学教育机构和专业教学人员。

宋金元时代对中医药教育的另一个突出贡献在于官修本草的兴起，有《开宝新详定本草》《开宝重定本草》《补注神农本草》《本草图经》《大观经史证类备急本草》《政和新修证类备用本草》和《绍兴校订经史证类备急本草》七部官修本草问世；私人编写的本草书以唐慎微的《经史证类备急本草》、寇宗奭的《本草衍义》、陈承的《重广补注神农本草图经》、张存惠的《重修政和经史证类备用本草》为代表，展示了宋代药学（中药学）的最高成就。《太平圣惠方》《太平惠民和剂局方》《圣济总录》等书对后世的方剂学和中药学人才培养提供了宝贵财富，产生了重要且深远的影响。

四、中医药教育的革新与衰落

明清时期，师承教育沿袭金元时期的模式，主要分散在民间，与各医学流派相伴发展；官方医学教育则呈现出地方重于中央的格局。这与当时经济社会的发展和人民对生命健康的需求密切相关。

明清时期，中医药学分科发展加快，临床各科均有不少成就。这一时期各家著书立说，李时珍编纂的《本草纲目》总结了几千年的用药经验和理论知识，对药物的鉴别提出了很多有益的见解，在国内外影响很大。此时期还有大批通俗医书、医案问世，对医学知识的普及与交流大有裨益。不少医家为了教授学生而将自身经验编成讲义，如清代程钟龄的《医学心悟》，其理论价值和实用价值已经超越了教材本身，成为重要的医学专著。学生也将老师的临床经验和学术理论系统整理成著作，其中最著名的莫过于清代医家叶桂门人整理而成的专著《温热论》及《临证指南医案》等。除此之外，明清时期还刊发了大量中药学、方剂学、脉学和临床诊治方面的歌诀体读物，如《汤头歌诀》《医学三字经》等。从此，医学教育不再限于特定人群，医学知识的传播范围越来越广，影响越来越深。

明清时期还出现了中国第一个书院式医学教育机构——侣山堂。《清史稿·艺术一》载："明末，杭州卢之颐、繇父子著书，讲明医学，志聪继之。构侣山堂，招同志讲论其中，参考经论，辨其是非。自顺治中至康熙之初，四十年间，谈轩、岐之学者咸归之。"书院式医学教育人才培养模式的最大特点是集讲学、研经、医疗于一体，开创集体编注医经（如《素问集注》《灵枢集注》《伤寒论注》等）之先例。此为中医医学教育民间授徒形式的一大发展。书院式医学教育人才培养模式的不足则是规模小、临床实践不足、教学内容不系统等。

清初，太医院从御医、吏目内，选取学识素著者二人，令居东药房，给御药房太监讲医书，称内教习。此外，太医院也设有教习厅，称为外教习，但教育规模极小。清代后期，清政府在内忧外患之下，官办医学教育制度日趋废弛。同时，西方国家采取在中国开办医学院校、吸引中国留学生去西方留学等措施，向中国传播西方文化。西方医学在中国逐步得到传播，大大促进了中国医学的发展，同时也对中医学造成了很大冲击，使很多中国人不再相信中医，也不愿意接受中医教育。清末中医药教育的衰退其实也是中西文化初步融合、中西医学激烈碰撞的一个反映，同时也是近代中医药教育变革的一个契机。

第二节　近代中医药教育的变革

清末以来，我国的中医药人才培养模式仍兼顾师承教育和官办医学教育。师承教育在近代中医药教育史上仍发挥着重要作用；官办医学教育则受到社会背景、文化入侵等因素的影响，不能满足社会对医药类人才的需求。与此同时，近代中医药院校教育在这一时期也逐渐成形，并促进了中医药教育由传统走入近代，为现代中医药教育理论和实践，尤其是在教材和课程设置上提供了丰富的素材，也为现代高等中医药院校教育模式的创立和中医药事业的发展奠定了基础。

一、旧民主主义革命时期

1840 年鸦片战争爆发后，中国逐渐沦为半殖民地半封建社会。中国近代中医药教育史是半殖民地半封建社会时期的中医药教育史，也是帝国主义侵略中国和中国人民反侵略时期的教育史。在数十年时间里，西方医药开始输入中国并且迅速发展，为我国人民的防病治病和医药卫生事业的发展发挥了巨大作用。与此同时，统治阶级对中医药却采取了歧视、排斥和废除的态度，使得我国中医药的发展遇到了严重的阻力，甚至濒临灭亡的危险。中医药界一些追求进步的医药学家、教育家展开了不屈不挠的抗争，努力寻找发展中医药的道路。

师承教育在近代中医药教育史上发挥了重要作用，培养了众多中医药大家，推动了中医药学的发展。《中国医学百科全书·医学史》收载近代著名中医 48 位，其中有师承传授者 32 位。在我国江苏、上海、浙江、岭南、安徽等地区形成了一些著名的学术流派或医学世家，如江苏孟河医派、上海蔡氏妇科（名医七世）、浙江乌镇医派、安徽新安医学流派等。从学术流派、医学世家的传承来看，近代师承教育人才培养规模不断扩大，由一对一的师徒相授，转变为讲授性质的集体教学。如著名岭南医家丁甘仁，除家承学术外，又受业于马培之门下，并与费伯雄门人交好，故得三家所长。这表明近代中医界更注重学术交流，打破了师承教育人才培养中的门户之见，出现了一人多师、博采众长的情形。

19 世纪 60 年代，清朝统治阶级中主张"自强求富"的封建官僚开办了京师同文馆，以教授外文为主，同时兼授医学。清同治五年（1866），御史胡庆源奏准整顿医官以正医学，太医院改立五科，即大方脉（伤寒科、妇人科并入）、小方脉、外科（即疮疡科）、眼科及口齿科，并于次年将太医院教习厅改名为医学馆。当时，医学馆的课程设置以《素问》《难经》《本草纲目》《濒湖脉学》《医宗金鉴》等为主要教材，中药学虽未单独设科，但属于医学生的必修科目之一。

清光绪七年（1881），直隶总督李鸿章在天津成立医学馆，后改名为北洋医学堂。北洋医学堂学制四年，不分科，教员多为英国人，并以英文医书为课本。适逢洋务运动时期，北洋医学堂的课程设置也受到了相应的影响，设有解剖、生理、内科、外科、妇产科、皮肤花柳科、公共卫生、眼耳鼻喉科、治疗化学、细菌学及动植物学等课程。

利济医学堂创立于清光绪十一年（1885），是乐清名医陈虬为推行改良维新主张所办的新式中医学堂。利济医学堂学生除学习医籍外，兼习以古今中外一切学术，所读书分为必读类 21 种、必阅类 50 种、必备类 31 种。利济医学堂办学近 20 年，所培养的陈葆善、蒋瑞麟、胡鑫、陈侠、程云济等皆有所造诣，颇有医名。

1898 年创办的京师大学堂为全国第一所"国批国办"的大学，是中国教育近代化的标志。京师大学堂开设医学教育，但受限于教育质量不高，未有毕业生。1902 年创办的江西医学堂是一所中西医结合的学校，学制三年。当时学校章程规定："学医必先读医书，医书有二，曰中学、西学。中学之失传者，以西学还之，中学之未备者，以西学补之，务在中学取西学，不以西学驾中学。"其教育思想已显示进步的倾向。

1902 年，直隶总督兼北洋大臣袁世凯在天津创办北洋军医学堂（后更名为陆军军医学堂），学制四年，学习内容中西兼顾。1906 年，陆军军医学堂开设药科，学制三年，开创了中国药学教育之先河。张鸣皋在《中国药学发展简史》中提到："我国药学教育，自清光绪三十二年（1906）陆军军医学堂分设药科开始，到 1949 年全国解放，有 40 多年的历史。"由此可见，陆军军医学堂不仅是我国最早设立的陆军军医学校，也是目前药学教育独立于医学教育的最早记载。

二、新民主主义革命时期

辛亥革命后，北洋军阀和国民党政府歧视中医，禁止中医办学。中医界的许多仁人志士为拯救传统医学，冲破了重重阻力，在当时极困难的条件下，积极汲取西方教育的先进经验，先后创办了上海中医专门学校、浙江中医专门学校、兰溪中医专门学校、广东中医药专门学校、苏州国医专门学校等十余所具有现代教育模式的中医药学校。这些学校对保存和推广我国传统医药发挥了巨大作用，在海内外引起了巨大反响。1929 年至 1949 年，我国中医药界在艰难困苦的历程中坚持学校教育，兴办学校，闯出了一条教育自立的道路。

民国时期，"改良中医药""中医药科学化""创立新中医"等口号风行一时，形成民国时期中医药学发展的一大特色。这一时期我国医学发展的总特点是中西医药并存。虽然国民党政府对中医药采取了不支持和歧视的政策，但中医药学以其顽强的生命力继续向前发展，并取得了不少成果。中药辞书的产生和发展是民国时期中药学发展的一项重要成就，其中成就和影响最大的当推陈存仁主编的《中国药学大辞典》。《中国药学大辞典》全书约 200 万字，收录词目 4300 条，既广罗古籍，又博采新说，且附有标本图册，受到药界推崇。随着中医药院校的出现，民国时期还涌现了一批适应教学和临床需要的中药学讲义，如兰溪中医专门学校张山雷编撰的《本草正义》、上海中医专门学校秦伯未编撰的《药物学》、浙江中医专门学校何廉臣编撰的《实验药物学》、天津国医函授学校张锡纯编撰的《药物讲义》等。其中，《本草正义》在分类上承唐宋旧例，对药物功效则根据作者实际观察到的情况及临证用药的具体疗效加以阐述，且对有关中药鉴别、炮制、煎煮方法等亦加以论述，目的在于让学生既会用药，又会识药、制药，掌握更多的中药学知识，颇具独到之处。

随着西方药学知识和化学、生物学、物理学等自然科学在我国的迅速传播和发展，中药学学科初步建立了以中药为主要研究对象的药用动物学、药用植物学、生药学、中药鉴定学、中药药理学等新的学科。在当时条件下，其成果集中在中药的生药、药理、化学分析、有效成分提取及临床验证等方面，对中药学的发展作出了重要贡献。

革命战争时期，革命根据地的医药卫生工作为保障军民健康发挥了重要作用，同时也为中华人民共和国成立以后医药卫生及医药教育事业的蓬勃发展提供了宝贵经验。抗日战争时期，革命根据地先后成立了晋察冀军区卫生学校、中国医科大学、新四军军医学校等，不仅讲授现代医学，也开展中医药教育，并在苏区、陕甘宁边区、晋察冀军区开办中医进修班、中医研究班和中医带徒培训，逐步扩大红军的医疗队伍。

革命战争时期，药学教育逐渐独立分科。1931 年，在江西瑞金兴办的中国工农红军卫生学校成立了药剂班，每年招收学生 30～50 名，毕业后分到各军卫生机构任司药，历经红军长征、西安事变等重大时事影响，药剂班调整适应，坚持从江西第一期办到第九期。1939 年，中国工农红军卫生学校改名为中国医科大学，并扩大招生，药剂班改为药学学科。1942 年，中国医科大学药学学科并入延安药科学校。随着抗日战争形势的发展，延安药科学校于 1946 年迁校至黑龙江佳木斯，建立东北药科学校；1949 年迁校至沈阳，接收沈阳医学院药学系，改称东北药学院。这是我国第一所独立的药学院。

第三节　现代中医药高等教育的创立与发展

中华人民共和国成立以后，党和政府制定了一整套正确的方针政策，强调团结中西医，中西医结合，以后又提出中医、西医、中西医结合三支力量长期并存、共同发展的方针，为中医药事业的发展创造了良好的条件。在此阶段，中医药教育由家传师承的培养方式转入了国家高等教育的轨道，造就了一大批高质量的专业人才。

1956 年起，北京、上海、广州、成都和南京等地相继建立了中医学院，使中医教育纳入了现代高等教育行列，标志着我国中医药高等教育制度的建立。1958 年，原卫生部发出关于高等医学院校增设中医药课程的通知，河南中医学院首先创办了中药专业，成都、北京、南京、湖南、云南等中医学院也相继增设了中药专业。1978 年恢复培养研究生制度后，全国不少高等院校及药学科研机构开始招收中药学硕士和博士研究生，中药学研究生教育进入持续快速发展轨道。我国的中药学教育形成了从中专、大专、本科到硕士、博士研究生的多层次培养体系。为了适应中药学教育的需要，中药学教材经多次编写修订，质量不断提高。

回顾总结中华人民共和国成立以来的中医药高等教育史，大体可分为四个阶段：初创期、曲折发展期、跨越式发展期、内涵式发展期。

一、中医药高等教育的初创期

1949—1965 年，是我国医学教育体制确立的时期。中华人民共和国成立后，国家为了建立和发展医学教育事业，1949 年首先接管公立和私立学校，1951 年又接办了教会学校和接受外国津贴的学校。

1950 年 8 月，第一届全国卫生会议在北京举行。会议提出医学教育实行高、中、初三级制，明确提出要培养德、智、体全面发展的医药卫生人才，进行学制改革，确定高等医药院校实行统一招生与分配，中等卫生学校实行就地招生、就地培养、就地分配的体制，从而结束了旧中国医学教育体制混乱的状态，使医学教育纳入国家计划的轨道。1952 年，国家对全国 44 所医学院校进行院系调整，合并了规模较小的学校，并将沿海地区的一些学校有计划地迁往缺少医学院校的内地省区，如原来设在上海的 9 所医药院校，除国防医学院改为军医大学外，上海药科专门学校、浙江大学理学院药学系与国立上海医学院合并，改名为上海第一医学院；同济大学医学院迁往武汉，与武汉大学医学院合并，改名为中南同济医学院（后改名为武汉医学院，后又改名为同济医科大学）。1954 年，全国医药院校在校生达 27042 名，工农学生总数达 3724 名，占学生总数的 14.5%，有的学校工农学生比例达 32.94%。1956 年，国家又筹建了 4 所中医学院。截至 1957 年，全国医学院总数达 35 所。

培养高等医药人才，既要扩大数量，又要讲求质量。我国医学高等教育的学制普遍为五年制，少数为六年制。1956 年，各专业制定统一的教学计划和教学大纲，编写全国通用的试用教材，开设马克思列宁主义理论课，以加强学生的思想政治教育，改变了中华人民共和国成立前各自为政的医学教育制度。中华人民共和国成立初期，我国医药院校大部分采用自编讲义，部分采用外国教材（主要来自英、美、德、法、日等国）。1954 年，国家提出学习苏联的教育经验，翻译出版了 52 种苏联教材。1956 年，国家在翻译出版苏联教材的基础上，开始编写我国自己的高等、中等医药院校的各门专业教材，包括高等医药教材 84 种、中等医药教材 49 种。开始时本科和专科合用一种高等教材，后续在教学中发现，三年制专科使用五年制教材则显得分量过重，较难取舍，遂决定另编专科教材。1958 年以来，高等、中等医药院校开设中医药课程，编写出版了《中医学概论》《中药学概论》等教材。1962 年 7 月，原卫生部在上海召开教材编审委员会议，集中全国专家，经过几年努力，编写出版了高、中级各科试用教材，以及实验实习指导和教学参考书共 206 种，并于 1964 年全部出齐。短短几十年间，我国高等医学教育形成了完整的体制，完成了系统的教材建设，可以说是我国医学教育史上的一大成就。

二、中医药高等教育的曲折发展期

1966 年至 1969 年，在时代浪潮的冲击下，全国各高等学校前后 4 年暂停招生。1970 年，全国医学院校开始招收 2 年制（药学）和 3 年制（医学）的工农兵学员。这些学员从工厂车间、田间地头走来，怀揣着建设祖国医药事业的热情踏入校园。然而，由于当时的招生模式以推荐为主，缺乏统一规范的选拔标准，学生在文化基础、知识储备上存在显著差异；加之教学内容大幅削减，传统中医药理论课程被压缩，而生产劳动、社会实践活动占据大量教学时间，导致学员的中医药专业水平参差不齐，整体素质难以满足中医药事业发展的需求。同时，由于当时药学科技人才严重缺乏，全国许多省、自治区、直辖市不得不采取紧急措施，新设和恢复一批药学专业。1971 年至 1976 年，共有 6 个专业和 24 个专业点应运而生。这些新设立的专业在师资、教材、教学设备等方面都面临诸多困难，在仓促办学的情况下，教学质量同样难以保障。

1977 年，随着择优录取的高等学校招生考试制度的恢复，教育领域迎来了期盼已久的变革。特别是党的十一届三中全会以后，党和国家大力拨乱反正，彻底清理过去"左"的错误，将工作重点转移到了经济建设上来，教育事业由此被提升到前所未有的战略高度。在"尊重知识，尊重人才"的时代号召下，教育界迎来了春天，医学教育也迎来了快速恢复与发展的契机。1978 年，改革开放的春潮在中华大地上涌动，各行各业焕发出蓬勃生机，中医药事业也迎来了前无古人的创新发展。这一年，在全国恢复研究生教育制度的背景下，中医药研究生教育顺势而起。北京中医药大学、上海中医药大学等一批具有深厚底蕴的中医药院校率先设立研究生培养点，汇聚全国顶尖的中医药专家学者，围绕经典理论挖掘、临床经验传承、现代药理研究等方向，精心设计培养方案。1985 年，全国高等中医药院校恢复与发展到25 所，这些院校在传承中医药经典的基础上，积极探索中西医结合教学模式，开设现代医学基础课程，构建起更完善的知识体系。同时，有 11 所高等医学院校开办了中医和中药专业，进一步拓宽了中医药人才培养渠道。除青海、宁夏和西藏外，全国各省（自治区、直辖市）均建立了中医学院，形成了覆盖全国主要地区的中医药高等教育网络。这些院校积极挖掘地方特色中医药资源，如云南的民族医药、四川的道地药材等，并将其融入教学实践，推动了中医药教育与地方特色深度融合。

截至 1986 年，全国高等医药院校已发展到 118 所（包括综合大学医学院、系在内），为国家培养了 7 万余名中医、中药行业的专业技术人才，其中不少人成为医疗、教学、科研工作的骨干。1987 年，全国高等中医院校数量增至 28 所，开设中医药系或专业的西医院校也达到 11 所，中医药专业高等教育在校学生总人数达31329 人。此时的中医药高等教育，不仅在规模上实现了突破，在教学模式创新、学科交叉融合等方面也取得了显著成果，为中医药事业走向现代化、国际化奠定了坚实基础。

三、中医药高等教育的跨越式发展期

1998 年，国家改革、规范了高等学校的专业设置，颁布了新的专业目录。随着社会主义市场经济体制的建立，中医药院校专业设置发生了巨大变化，中医药类专业（方向）、中医药类相关专业及非中医药类专业发展迅猛，呈现多学科交叉渗透发展和多元化发展的局面。伴随中药现代化进程，传统精英时代培养的学术型中药人才已经难以适应中药事业发展的需求，实践应用型高级中药人才的需求日益凸显。

2010 年，国务院学位委员会提出，为适应我国中医药事业发展，以及对中药学专门人才的迫切需求，完善中药学人才培养体系，创新中药学人才培养模式，提高中药学人才培养质量，特设置中药学硕士专业学位。同年，全国首批 40 个中药学硕士专业学位培养单位获批，2011 年首次开始招生，开启了中药学专业学位硕士研究生培养的新时代。截至 2019 年，全国普通高等中医药院校总计 44 所，设置中医药专业的西医院校达 133 所，全国高等中医药院校统招研究生在校人数为 50412 人，攻读中药学硕士学位的在校学生数为 4434 人。自 1977 年起，为了保障中医药高等教育的规范化发展，原卫生部相继建立了医学、中医、中药、针灸等专业教材编审委员会。全国高等学校药学类专业教材于 1979 年首次出版，并分别于 1987、1993、1998、2003、2007、2011、2015 及 2023 年进行了八次修订，现已修订至第九版，支持院校培养了大批医药学专业人才。

《2020 年中医药事业发展统计提要报告》显示，全国有高等中医药院校 44 所，设置中医药专业的高等西医药院校 150 所，设置中医药专业的高等非医药院校 250 所，全国高等中医药院校毕业生数为 21.1 万人，招生数为 26.2 万人，高等中医药院校为国家提供了大量中医药人才。目前，我国高等中医药院校的招生情况按照层次划分为博士研究生、硕士研究生、普通本（专）科生、成人本（专）科生。近年来，博士研究生、硕士研究生的招生数所占比例均有一定程度的提高。其中，设置中医药专业的高等西医药院校的博士研究生、硕士研究生招生数所占比例一直维持在 1∶10 左右，设置中医药专业的高等非医药院校的博士研究生、硕士研究生招生数所占比例维持在 1∶5 左右。

四、中医药高等教育的内涵式发展期

党的十八大以来，党中央把中医药工作摆在更加重要的位置，作出一系列重大决策部署，为中医药传承创新发展指明了方向。《中医药发展战略规划纲要（2016—2030 年)》《中华人民共和国中医药法》《中共中央 国务院关于促进中医药传承创新发展的意见》《"十四五"中医药发展规划》《国家中医药局 教育部 人力资源社会保障部 国家卫生健康委关于加强新时代中医药人才工作的意见》《中医药振兴发展重大工程实施方案》等一系列法律、制度、方案的制定与实施，充分体现了国家对中医药的大力扶持，发展中医药逐步上升为国家战略，明确了其方向和工作重点，中医药产业振兴迈出了坚实的步伐，更彰显了国家对中医药高层次人才培养的迫切需求。

中国特色社会主义进入新时代，人们对教育发展的需求越发强烈，呈现出多样化的态势。这就要求我们必须思考并回答"怎样培养人"的问题。中医药人才的培养，首先要坚定文化自信，同时更要在守正的根基上，不断挖掘创新源泉，来锻造符合新时代发展需求、具有综合素质与能力的高水平中医药人才。党的十八大以来，中医药人才队伍不断夯实，为中医药传承创新发展提供了强大的人才支撑和保障。截至 2022 年 9 月，中医药领域有 8 人当选为中国工程院院士，3 人当选为中国科学院院士；国家中医药管理局先后打造了 15 个国家中医药多学科交叉创新团队和 20 个国家中医药传承创新团队，遴选了 149 名岐黄学者、100 名青年岐黄学者。

"基础学科拔尖学生培养试验计划"简称"珠峰计划"，是国家为回应"钱学森之问"而推出的一项人才培养计划，旨在培养中国自己的学术大师。2021 年 2 月，第二批基础学科拔尖学生培养计划 2.0 基地名单公布，天津中医药大学"中药学拔尖学生培养基地"入选该计划；同年 11 月 29 日，第三批基础学科拔尖学生培养计划 2.0 基地名单公布，北京中医药大学"中药学拔尖学生培养基地（时珍国药班）"入选该计划。

2015 年，为加快推进中医学（含民族医学）人才培养综合改革工作，做好中医学专业院校教育与住院医师规范化培训的有效衔接，促进中医教育更好地服务于中医药事业发展需要，根据教育部等六部门《关于医教协同深化临床医学人才培养改革的意见》、国家卫生计生委等七部门《关于建立住院医师规范化培训制度的指导意见》精神，教育部、国家中医药管理局共同组织实施了卓越医生（中医）教育培养计划。此后，在全国中医药院校范围内，中药学卓越人才培养模式的探索如雨后春笋般涌现。北京中医药大学的中药学时珍国药班、卓越中药师计划，黑龙江中医药大学的中药学专业卓越人才培养实验班，湖北中医药大学的中药学专业荆楚卓越人才协同育人计划（健民班），都是中药学卓越人才培养改革与实践的实例。

2017 年 1 月，经国务院批准，教育部、财政部、国家发展和改革委员会印发《统筹推进世界一流大学和一流学科建设实施办法（暂行）》。同年 9 月，教育部、财政部、国家发展和改革委员会联合发布《关于公布世界一流大学和一流学科建设高校及建设学科名单的通知》，北京中医药大学、天津中医药大学、上海中医药大学、南京中医药大学、中国药科大学、成都中医药大学的中药学学科首批入选"双一流"建设学科。各大中医药院校对标"双一流"，以学科建设为契机，深入思考并实践中药学高层次创新人才培养的路径与模式，特别是重点关注研究生培养质量，促进了中药学跨学科、跨领域的合作与交流。

2021 年 12 月，教育部决定在部分高校实施计算机领域本科教育教学改革试点工作计划（简称"101 计划"）。"101 计划"将分为两个阶段：第一阶段以 33 所计算机类基础学科拔尖学生培养基地建设高校为主进行试点；第二阶段在全国高校中分类分步进行推广，并期望对其他学科专业起到标杆作用。其中，中药学"101 计划"共有 7 所高校协同共建，以天津中医药大学为牵头高校，北京中医药大学、黑龙江中医药大学、上海中医药大学、南京中医药大学、中国药科大学、成都中医药大学参与共建，将通过加强中药学学科核心课程、核心教材、核心实践项目、核心师资团队建设，培养一批"有情怀、强本领"的中药学拔尖创新人才和创新团队。

在全球化背景下，经济社会、科学技术、文化教育、卫生健康等各方面都在不断发生变革。社会发展、科技进步、人类健康服务需求的不断变化、学科的交叉融合等因素，对中医药人才在多元知识结构、综合能力与素质等方面都提出了更高的要求。新时代中医药人才培养模式，应在整体设计上着眼于服务人类健康的全生命周期，围绕培养具有多学科交融的复合型知识背景的医学人才，围绕中医药人才的核心能力，重新构建整合课程体系，打造整合中医药学类与西医药学类知识体系，交叉融合工、理、人文等多学科的课程模块，同时吸收传统与现代中医药教育的精华，最终适应新时代提出的新要求。

第二章　中药学研究生教育的发展现状

我国研究生教育始于 1918 年，时任北京大学校长的蔡元培亲自领导组建了文、理、法三科研究所，吸收本科毕业生中成绩优异者入所深造。1951 年 6 月，中国科学院、教育部联合发布《1951 年暑期招收研究实习员、研究生办法》，拉开了中华人民共和国研究生教育的序幕。1956 年 7 月，原高等教育部发布《1956 年高等学校招收副博士研究生暂行办法》，公开招收四年制硕士研究生，并将其命名为 "副博士研究生"。1963 年 4 月，《高等学校培养研究生工作暂行条例（草案）》颁发试行，对培养学校、生源要求、学习年限和培养目标加以明确规定，强调研究生教育要 "自力更生培养我国高质量的高层次人才"，标志着我国研究生教育制度的初步建立。1981 年 2 月，第五届全国人民代表大会常务委员会第十三次会议通过《中华人民共和国学位条例》，规定我国实施学士、硕士、博士三级学位管理制度，为我国研究生教育的进一步发展奠定了制度基础。2013 年 3 月，《关于深化研究生教育改革的意见》发布，研究生教育启动全面深化改革，突出了服务需求、提高质量的共识，开启了向研究生教育强国迈进的新征程。在此过程中，中药学研究生教育也在不断探索和实践，人才培养体制机制逐步优化，考试招生制度日趋完善。

第一节　中药学学科设置与学位授权

一、中药学学科设置

具有中药学学位授予权的单位，通常通过下设二级学科、依据研究方向设定培养方向的方式，有针对性地开展人才培养工作。中药学二级学科以中药化学、中药药剂学、中药药理学、中药炮制学、临床中药学、中药资源学、中药鉴定学、中药分析学等为代表，可见学科与研究方向相结合开展人才培养工作的灵活性。

（一）中药化学

中药化学是一门以传统中药及民族药物的民间应用经验为线索，以现代色谱、波谱技术和计算机辅助药物设计为手段，结合药理学筛选、评价和机制研究，实现传统药物来源的有效成分、有效部位的快速、导向发现，阐明传统药物药理作用的物质基础，为新药创制和中药现代化研究建立基础的学科。中药化学学科涉及的研究内容主要包括中药及民族药传统功效的化学物质基础研究，天然资源中新颖活性成分的发现研究，具有重要生物活性天然产物的活性优化、成药性优化和全合成研究，海洋生物资源的药物化学研究。

（二）中药药剂学

中药药剂学是一门在中医药理论指导下，采用现代科学技术，研究中药制剂的制剂理论、生产技术、质量控制与合理应用等内容的综合性应用技术学科。中药药剂学学科充分借鉴现代制剂学和生物药剂学的理论和技术方法，重点围绕中药及复方不同活性和靶向性的多组分物质基础，研究多组分的药物溶解、释放、渗透、代谢、药效、相互作用等特性，利用缓控释、纳米增溶、靶向递药、光热效应等现代化制剂技术建立中药多组分、多层次的制剂研究系统，形成、完善和突破一批具有推广应用价值的关键共性技术，建立多学科综合集成交叉的现代中药制剂学新体系，推动中药学学科的发展进步。

（三）中药药理学

中药药理学是一门以传统中药为研究对象，在中药理论指导下，应用现代生物化学、分子生物学、细胞生物学相关的研究技术与手段，发现和研究中药单体、复方及其主要成分的生物活性与功能，探索中药与机体的相互作用及作用规律的学科。其最终目的是理解中药及其复方的作用机理，同时为基于中药活性成分的创新药物奠定理论基础。区别于化学药，中药单体、复方、中药有效成分等在作用机制和药效方面具有明显的多靶点、多效应的作用特点。针对这一特点，中药药理学学科从恶性肿瘤、神经退行性疾病、炎症、自身免疫性疾病、心血管疾病等多种危害人类健康的复杂性疾病出发，从整体、器官、组织、细胞和分子水平，以及系统基因组学、蛋白质组学、糖组学、肠道微生态调控等多个维度来研究传统中药的有效活性成分、中药的药效物质基础、有效活性成分的药效学、中药有效成分的作用机制、中药配伍规律、药物代谢动力学以及安全性评价等。

（四）中药炮制学

中药炮制学是一门依据中医临床辨证施治的用药需求和药物自身的性质，采取相应的制药技术，并对其进行深入研究的学科，主要涉及中药炮制理论、工艺、规格标准、历史沿革及其发展方向。中药炮制学主要研究探讨在一定工艺条件下，中药在炮制过程中产生的物理变化和化学变化，以及这些变化对药理作用的影响和临床意义。其研究内容包括各种炮制方法、工艺条件、辅料规格及用量等，以实现炮制工艺的规范化、机械化和现代化，同时结合传统经验与现代科学手段，从炮制品的性状、净度、水分、灰分、浸出物含量、有效成分和有毒成分的含量等方面制定饮片质量标准，确保临床用药的安全有效。

（五）临床中药学

临床中药学是一门主要研究中药药代动力学和药效物质，从给药后中药的体内暴露切入，揭示决定中药药效和安全性的关键物质，研究这些物质共同作用时的相互作用关系及影响因素的学科。临床中药学涉及中医药学、药学、化学、生命科学、信息科学等多学科的集成与交叉，主要研究内容包括：研究给药后中药体内暴露物质的药代动力学特征及其与中药药效和安全性的关联；围绕体内暴露物质揭示中药的药效物质及中药多物质间的药效协同/互补关系；研究联合用药、基因多样性、疾病等因素对中药活性物质体内暴露及药效的影响；研究中药方剂配伍的科学内涵和发展新型复方中药；从肠道菌群的相互作用出发揭示中药药效物质及作用机制。

（六）中药资源学

中药资源学是一门研究中药资源的种类、数量、分布、时空变化、合理开发利用和科学管理的学科。该学科以地方特色药材资源为研究对象，重点开展中药资源与生态环境、道地药材形成的机理及其质量评价、中药资源调查研究的方法与技术、中药材人工培育理论和技术、中药资源保护、中药资源综合开发与利用、中药资源管理和可持续利用、中药资源经济及寻找中药新品种、新资源等方面的研究工作，积极探索地方特色药材资源研究领域相关基础理论与关键技术的科技创新。

（七）中药鉴定学

中药鉴定学是一门在继承祖国医药学遗产和传统中药鉴别经验基础上，运用现代自然科学的理论、知识、方法和技术，系统地整理和研究中药的历史、来源、品种、形态、性状、显微特征、理化鉴别、检查、含量测定等的应用学科。其研究内容包括通过形态学、化学、生物学等多种手段，确定中药的品种和来源；对中药的性状、显微特征、理化性质等进行全面分析，评价其质量优劣；根据研究结果，制定科学合理的中药质量标准，为中药的生产、流通和使用提供技术依据；通过全国性药源普查、生物亲缘关系研究、民族药和民间药研究等多种途径，寻找新药源。

（八）中药分析学

中药分析学是在中医药理论指导下，运用化学、物理学、生物学、信息学等现代科学理论和技术，研究中药质量评价与控制的一门学科。该学科的任务是运用现代分析技术研究适合中药质量评价和质量控制的方法，测定有效物质，分析有毒有害成分，制定质量标准，分析药物体内过程，评价质量优劣，保证中药的有效性和安全性。中药分析学的研究内容涉及中药质量评价研究、中药质量控制体系研究、体内中药分析研究、中药生产过程质量分析研究、中药分析新技术与新方法的研究和中药标准物质研究等。

二、学位授权概况

截至 2025 年，全国共有 73 所高校开展中药学硕士研究生招生（包括专业学位及学术学位硕士研究生），29 所高校开展中药学博士研究生招生。各学位点通常通过下设不同的研究方向，以区分人才培养的侧重点与学术发展路径。中药学学术学位研究生的研究方向主要聚焦于中药学基础理论、中药药效物质基础、中药作用机制等前沿学术领域，旨在培养具备深厚学术素养，能够开展创新性科学研究的专业人才，为推动中药学学科理论的深化与拓展贡献力量；中药学专业学位研究生的研究则围绕中药制药工程、中药临床合理用药、中药质量控制等实践应用方向，强调将理论知识与实际生产、临床应用紧密结合，致力于培养精通中药生产工艺优化、药品质量管控及临床用药指导的复合型应用人才。研究方向具体可参见附表。

（一）硕士学位授权

学术学位硕士研究生是我国学术研究的主力军，是建设创新型国家的重要储备力量。目前，我国招收中药学学术学位硕士研究生的学科门类有两个，分别为（07）理学和（10）医学，学科类别分别为（0781）中药学和（1008）中药学。在73 个中药学硕士学术学位授予单位中，只有中国科学院大学招收（0781）中药学硕士研究生，其他招生单位均招收（1008）中药学硕士研究生。

我国中药学专业学位硕士研究生培养始于 2010 年。伴随中药现代化进程，传统学术型中药人才已经难以适应中药事业发展的需求，实践应用型高级中药人才的需求日益凸显。为适应中国中医药事业发展对中药学专门人才的迫切需求，完善中药学人才培养体系，创新中药学人才培养模式，提高中药学人才培养质量，2010 年1 月，国务院学位委员会第二十七次会议审议通过《中药学硕士专业学位设置方案》，特设置中药学硕士专业学位。同年，40 家培养单位获批全国首批中药学硕士专业学位授予单位，并于 2011 年首次招收学科类别为（1056）中药的中药学硕士专业学位研究生，开启了中药学硕士研究生培养的新时代。截至 2025 年，我国共有63 家中药学硕士专业学位授予单位。

（二）博士学位授权

博士研究生人才培养作为创新人才培养的重要组成部分，是国家创新驱动发展的基础和重要保障，也是国家核心竞争力的重要体现。中医药类博士研究生教育是我国中医药领域高等教育的最高层次，在中医药传承发展中起到至关重要的作用。

截至 2025 年，我国共有 29 家中药学博士学位授予单位，且以上学位授予单位均只招收中药学学术型博士研究生。中药学博士学术学位的学科门类为（10）医学，学科类别为（1008）中药学。

第二节　中药学研究生的招生、录取与就业

一、中药学研究生的招生方式

我国研究生招生类型分为统一考试、单独考试、联合考试和推荐免试四种。其中，中药学研究生的招生方式主要涉及统一考试和推荐免试两类。

统一考试是指由教育部组织的全国硕士、博士研究生统一招生考试。硕士研究生按学位类型分为学术学位硕士研究生、专业学位硕士研究生；按学习形式分为全日制研究生、非全日制研究生，均采用相同考试科目和同等分数线选拔录取。中药学硕士研究生考试的科目有思想政治理论、外国语及专业课，其中思想政治理论、外国语等公共科目由全国统一命题，专业课主要由各招生单位自行命题（参加全国统考的招生单位采用全国统一命题）；选拔要求因层次、地域、学科、专业的不同而有所区别。研究生考试的国家线分为 A、B 类，其中实行 A 类线的地区为一区，包括北京、天津、河北、山西、辽宁、吉林、黑龙江、上海、江苏、浙江、安徽、福建、江西、山东、河南、湖北、湖南、广东、重庆、四川、陕西；实行 B 类线的地区为二区，包括内蒙古、广西、海南、贵州、云南、西藏、甘肃、青海、宁夏、新疆。一区的中药学硕士学位授予单位有 63 家，二区的中药学硕士学位授予单位有10 家。中药学博士研究生入学需要参加全国医学博士外语统一考试，考试目的在于科学、客观、公正地测试考生掌握和运用外语的实际能力。

推荐免试是部分高等学校按教育部规定推荐本校优秀应届本科毕业生，确认其免初试资格，由招生单位进行复试的选拔方式。应届本科毕业生获得推荐免试资格后，不用参加全国硕士研究生统一招生考试，只参加报考学校组织的复试，即直接进入面试环节。目前，中药学硕士研究生招生单位均接收取得推荐免试资格的应届本科毕业生。

为进一步深化博士研究生教育综合改革，探索构建多样化、多层次的博士研究生招生选拔机制，充分发挥专家组的考核作用，强化对考生科研创新能力和专业学

術潜质的考核，提高博士研究生选拔质量，目前"申请—考核"制已成为我国博士研究生招生的主渠道。据不完全统计，目前全国 28 家中药学博士学位授予单位中，至少有九成招生单位全面或部分实行"申请—考核"制招生。

二、中药学研究生的招生结构

以入选教育部基础学科中药学本科教育教学改革试点工作（"101 计划"）的 7 所高校为例。2019—2023 年，我国中药学专业学位硕士研究生、学术学位硕士研究生的招生规模整体上呈扩大趋势，但增长速度比较缓慢，博士研究生的招生规模则基本稳定（见表 2-1）。

表 2-1 2019—2023 年我国 7 所高校中药学研究生招生情况

单位名称	类型	2019	2020	2021	2022	2023
北京中医药大学	专业学位硕士研究生	8	8	30	26	26
	学术学位硕士研究生	160	159	157	158	157
	博士研究生	49	57	66	55	52
广州中医药大学	专业学位硕士研究生	39	55	91	96	120
	学术学位硕士研究生	118	114	130	157	158
	博士研究生	—	—	20	48	49
上海中医药大学	专业学位硕士研究生	54	56	74	75	87
	学术学位硕士研究生	104	125	113	138	139
	博士研究生	55	52	61	60	18
南京中医药大学	专业学位硕士研究生	47	66	63	104	101
	学术学位硕士研究生	47	49	59	87	76
	博士研究生	62	79	75	61	62
成都中医药大学	专业学位硕士研究生	56	81	86	97	61
	学术学位硕士研究生	63	122	183	198	204
	博士研究生	32	42	46	45	56
天津中医药大学	专业学位硕士研究生	—	—	30	90	47
	学术学位硕士研究生	—	—	209	240	227
	博士研究生	—	49	56	—	56
黑龙江中医药大学	专业学位硕士研究生	7	7	11	10	10
	学术学位硕士研究生	85	85	103	111	118
	博士研究生	22	20	22	26	29

注：以上数据均来自各高校研究生招生专业目录中的拟招生人数。

三、中药学研究生的录取类别

我国研究生按录取类别可分为非定向培养和定向培养两种类型。

非定向培养研究生又称"非定向研究生"或"非定向生",属于国家计划招收的研究生。非定向培养研究生在学期间的培养经费由国家提供,并在生活上享受一定的助学金或奖学金;毕业时,原则上由国家毕业生就业指导部门在国家计划服务范围内安排就业,实行"供需见面"和一定范围内"双向选择"的办法落实就业方案。

定向培养研究生又称定向研究生或定向生,指由国家按照计划招收,在招生时通过合同形式明确其毕业后工作单位的研究生,其学习期间的培养费用按规定标准由国家向培养单位提供。凡属研究生国家招生计划服务范围的用人单位,即高等学校,以基础研究为主的科研机构,国家重点企业,由财政拨款的文化、医药卫生等公益类事业单位,党和国家机关,以及中国人民解放军,均可要求定向培养研究生。在录取前,考生工作单位、录取学校、考生本人三方须签署定向培养协议,考生档案、人事关系、户口、工资关系仍留在原工作单位,考生毕业后按合同规定到定向地区或单位工作。

截至 2025 年,非定向培养研究生是中药学硕士研究生的主要录取类别,仅有少量中药学硕士学位授予单位招收定向培养研究生。相比之下,中药学博士学位授予单位招收定向培养研究生的情况更为普遍。

四、中药学研究生的就业情况

中药学研究生的就业涵盖中药的研发、生产、监管、流通、管理、服务等领域,具体可到各级医院及医疗机构、制药及药品经营企业、药品检验部门、药品管理部门、科研单位及医药院校等,从事中药检验、中药研究、中药新药开发、生产管理、药品营销等工作。

随着我国中医药医疗服务体系的逐渐建立健全,中医医疗机构发展迅速。《中医药发展战略规划纲要(2016—2030 年)》提出,到 2030 年,中医药服务领域实现全覆盖。国家中医药管理局数据显示,从 2010 年至 2019 年近 10 年间,全国中药师(士)人数从 9.7 万人增长到 12.7 万人,增加了 3 万人。在从业人员规模方面,截至 2020 年,共有 3.96 万人获得药学类执业药师资格,8.73 万人获得中药学类执业药师资格。全国累计在有效期内的执业药师人数为 59.42 万人,注册人数同比增长

15.16%。注册人员执业领域分布为：药品生产企业0.66%、药品批发企业5.78%、药品零售企业91.10%、医疗机构2.44%。同时，《药品监督管理统计年度报告（2020年）》显示，截至2020年年底，全国共有药品生产企业7690家，药品经营企业57.33万家，生产中成药的企业有2160家，生产中药（含饮片）的企业有4357家。由此可见，随着人民群众对中医药服务的需求越来越旺盛，中药学毕业生的就业空间日趋广阔，就业机会也更加多元。

第三节　中药学研究生教育的人才培养过程

一、中药学研究生的培养目标

中药学研究生教育作为中药学高等教育的最高层次，旨在培养中医药领域高水平的科学研究和学术创新人才。中药学研究生的培养环节根据学位类别、培养目标不同存在一定差异，培养过程通常包括制定培养计划、课程学习、实验室实践、课题研究、中期考核、论文撰写、文献阅读及参与学术活动等。

按照培养目标和培养方式的不同，研究生可以分为学术学位研究生和专业学位硕士研究生。学术学位研究生教育主要面向学科专业需求，着力于培养在高校和科研机构从事教学和研究工作，具有原创精神和学术创新能力的研究型人才。专业学位研究生教育主要面向特定社会职业的专业人才需求，着力于培养具有较好职业道德、专业能力和素养的特定社会职业的专门人才。随着中医药现代化与产业化发展的不断推进，以上两种培养方式对于中医药事业的发展均有不可或缺的作用。

中医药研究生，特别是中医药学术学位研究生的培养是输送创新型中医人才、提高中医药科技创新能力的有效途径。经过数十年的不懈探索，中药学学术学位硕士研究生的培养体系已经相对成熟。其培养目标是使学生通过理论和实践课程学习，把握中药学的学术前沿动态，着重提升从事中药科研的能力和学术水平。中药学学术学位硕士研究生应遵循课程学习与科研并重的原则，掌握中药学专业的知识与技能；具备一定的外语水平，能够阅读中药学专业相关的外文文献；掌握中药学专业的科学前沿动态，同时具有一定的科研思维，尽可能独立设计自己的实验课题，独立思考问题和解决问题，而且能够承担本专业相关教学任务。中药学学术学位硕士毕业生的就业方向多为与科研相关的工作，如继续攻读博士学位，或在高校从事中药学相关的教学任务，或在科研单位从事中药学相关的科研工作。

中药学专业学位硕士研究生教育以培养高级应用型人才为目标，采用课程学习、实践教学和学位论文相结合的培养方式，侧重于培养学生从事中药学实践工作的能力，学生毕业时授予中药学硕士专业学位。其课程设置体现厚基础理论、重实际应用、博前沿知识，着重突出专业实践类课程和工程实践类课程；教学内容突出知识交叉性、实用性、创新性的特点，实现"工与学"有机结合，从"以学科为中心划分"转变为"以知识或问题（能力）为中心划分"的人才培养模式，以期培养掌握中药学及相关学科专业知识，具有较强技术创新能力和解决实际问题的能力，能利用所学知识解决问题，能胜任中药生产、质量评价与控制、新药研发、药品注册、流通管理、合理使用、临床及社会服务等方面工作的，具有独立从事中药学科研、技术和管理工作的综合素质的专业人才。此外，中药学专业学位硕士研究生学位论文选题应贯彻理论联系实际的原则，论文内容应着眼于实际问题、面向行业应用、具有实际应用价值。

二、中药学研究生的学制设定

研究生学制的设定与培养目标、课程设置密切相关。在学制内，学校需要更加注重培养学生的实践能力和综合素质，以确保学生在毕业后能够快速适应社会工作或进一步深造。目前我国研究生按学制长短分类，可以分为三年制研究生和长学制研究生。

我国学术学位硕士研究生的学制通常为 3 年，专业学位硕士研究生的学制则为 2~3 年，不同学校和专业的学制可能会有所差异。在这段时间内，学生需要完成规定的课程学习和独立的研究工作，并通过论文或综合考核等方式完成学位要求。中药学学术学位硕士研究生学制均为 3 年，中药学专业学位硕士研究生学制多数为 3 年（个别院校为 2 年）。中药学博士研究生的学制通常为 3~4 年，最长学习年限不超过 7 年。

硕博贯通式研究生培养具有连贯性和长周期的特征，符合学生科研学术成长和优秀成果产出的规律。截至 2025 年，我国共有 17 个中药学博士学位授权点招收中药学一贯制研究生，分别为北京中医药大学、天津中医药大学、沈阳药科大学、吉林农业大学、长春中医药大学、黑龙江中医药大学、上海中医药大学、南京中医药大学、中国药科大学、浙江中医药大学、安徽中医药大学、江西中医药大学、山东中医药大学、湖南中医药大学、广州中医药大学、成都中医药大学、南方医科大学。

三、中药学研究生的学习方式

按照学习方式的不同，研究生可以分为全日制研究生与非全日制研究生。全日制研究生是指符合国家研究生招生规定，通过研究生入学考试或国家承认的其他入学方式，被具有研究生教育资格的高等学校或其他高等教育机构录取，在基本修业年限或学校规定修业年限内，全脱产在校学习的研究生。非全日制研究生是指符合国家研究生招生规定，通过研究生入学考试或国家承认的其他入学方式，被具有研究生教育资格的高等学校或其他高等教育机构录取，在基本修业年限或学校规定的修业年限内，在从事其他职业或社会实践的同时，采取多种方式和灵活时间安排进行非脱产学习的研究生。2016 年 9 月，《教育部办公厅关于统筹全日制和非全日制研究生管理工作的通知》（教研厅〔2016〕2 号）发布，要求全日制和非全日制研究生考试招生依据国家统一要求，执行相同的政策和标准；研究生培养单位根据社会需求自主确定不同学科、类别的研究生教育形式，根据培养要求分别制定培养方案，统筹全日制与非全日制研究生教育协调发展，坚持同一标准，保证同等质量。

截至 2024 年，全国共有 5 个硕士学位授予单位招收中药学非全日制研究生，分别为吉林农业大学、安徽医科大学、武汉大学、华中科技大学及山西中医药大学。以上 5 所院校中，只有山西中医药大学招收非全日制中药学学术学位研究生，其他单位均招收非全日制中药学专业学位硕士研究生。

四、中药学研究生的培养方案——以某中医药大学为例

（一）中药学全日制学术学位硕士研究生人才培养方案

1. 课程设置与学习

学术学位硕士研究生的课程分为公共必修课、专业基础课、专业课、公共选修课四大类别（见表 2－2）。其中，公共必修课、专业基础课、专业课为学位课程；公共选修课为非学位课程，在导师指导下确定课程并写入研究生培养计划。课程学习实行学分制，每 18 学时计 1 学分。

在中期考核前，硕士研究生应修总学分不低于 19 学分，其中学位课程学分不少于 15 学分。跨专业录取的研究生，必须补修若干门本专业本科阶段的主干课程。相关课程由导师提出，列入研究生培养计划，考核成绩报研究生院备案，但不计入规定的总学分。

表 2-2　中药学全日制学术学位硕士研究生课程设置

课程代码	课程名称	学时数	学分数	开课学期
公共必修课（7学分）				
S009002	自然辩证法概论	36	2	1
S009050	中国特色社会主义理论与实践	36	2	1
S007002/S007004	公共英语	54	3	1
专业基础课（1学分）				
S084003	论文写作指导（中药类）	18	1	1
专业课（7学分）				
S004102-2	职业技能实践/中药资源开发与综合利用	36	2	2—5
S004102-2	职业技能实践/中药质量控制技术与方法			
S004102-2	职业技能实践/中药制药技术与产品开发			
S004102-2	职业技能实践/中药效应与安全评价方法（含临床）			
S004083-2	中药研发与成果转化	36	2	1
S004105-2	科研伦理与职业道德	18	1	1
S004112-2	中药学前沿系列讲座	36	2	1
公共选修课（4学分及以上）				
S004096-2	中药鉴定与资源综合利用	36	2	1
S004097-2	中药分析与检验方法	36	2	1
S004024-2	中药制药现代技术	36	2	1
S004100-2	药理实验方法与技术	36	2	1
S004110-2	中药调剂与临床中药学	36	2	1
S004099	现代仪器分析技术	54	3	1
S003045	中医学导论	18	1	1
S016027	中药现代生物技术	18	1	1
其他基础理论类、学科前沿类、技术方法类、语言文化类、艺术鉴赏类通识课				

2. 学术活动

鼓励硕士研究生参加国内、国际学术会议，学术交流与科研合作。学术活动包括学科范围（含学科）组织的各类学术活动。在申请学位论文答辩前，硕士研究生必须完成10次以上的学术活动，并认真填写《某中医药大学硕士研究生参加学术活动登记本》（活动主办单位或主讲专家需在学术活动登记本上签署意见），由导师审核评定成绩。学术活动登记本应存入研究生个人学习档案。

3. 实践能力

根据本学位点的实际情况，由导师根据培养方向要求制定具体实践能力培养方案并写入研究生培养计划。相关实践要求在第三学期末完成。

实践基本技能包括操作安全培训、岗位操作规程培训、基本实验技能培训和规章制度培训等。硕士研究生完成相关培训后，填写《某中医药大学研究生实践基本技能训练及考核表》，由导师考核并评定成绩。

专业实践项目是导师根据硕士研究生的具体研究方向，安排其到相应单位或部门的实践岗位上参加不少于三个月的专业实践。硕士研究生完成相关培训后，填写《某中医药大学研究生专业社会实践登记及考核表》，交由学位点考核评定成绩。

4. 教学实践

教学实践一般安排在第三学期结束前完成，累计时间不少于1周，实际工作量不少于8学时，可以集中安排，也可分散进行。实践内容主要包括参加本科辅导课及习题课，负责答疑及批改作业；作为助教指导本科生完成实验或毕业设计（论文）；参与教材的编写。

5. 学位论文工作

（1）选题和开题　硕士研究生在导师指导下广泛收集资料，阅读文献，参加科研，于第二学期写出研究课题的文献综述，确定研究课题，拟定课题的研究计划，并在第三学期开始前面向学位点学科组织的专家小组进行开题，同时就选题的科学依据、研究内容、实验方法、预期目标、完成课题的条件等广泛征求专家意见。导师及硕士研究生根据专家意见对课题设计做进一步修改，实施课题研究。具体要求见《某中医药大学研究生学位论文开题管理规定（修订版）》。

（2）论文实验记录　硕士研究生应在《某中医药大学研究生学位论文实验记录本》上认真填写课题研究的实验记录。学位论文研究内容属于学校科技项目管理课题的，可直接填写学校科研处提供的实验记录本。原始资料需要妥善保管，以备审核。

（3）中期考核　硕士学位论文中期考核是保证学位论文质量、工作进度和研究生培养质量的重要措施，主要考核学位论文内容完成情况、阶段性成果是否正确、开题时方案是否需调整或已作哪些调整、后续工作思路是否正确、工作进度是否有保障、预期目标能否实现、论文质量是否能够保证，以及论文工作存在的问题等。具体要求参照《某中医药大学研究生中期考核办法（修订版）》。

（4）学位论文的撰写　学位论文要求文字精练，论点明确，论据充分，数据可靠，有独立的创见性，具有理论和实用价值。课题研究和撰写论文的时间应不少于两年。学位论文撰写和毕业的具体要求见《某中医药大学学位论文基本要求及格式规范》。

（5）学位论文的预审、答辩　学位论文撰写完成后，经导师审核同意，提交学位点预审，必要时提交学院学术委员会预审。提交日期为学位论文外送盲审前1~2周。预审时学位论文存在内容不完整或有较大缺失、工作量不足、原始记录真实性存疑等问题者，不予送审并做延期毕业处理。学位论文经预审通过、学术不端行为检测合格、原始资料审核通过后，方可外送盲审。盲审要求见《某中医药大学研究生学位论文盲审工作实施办法》。学位论文完成后，经导师和指导小组审核同意，方可由导师推荐申请学位论文答辩资格。论文答辩在研究生院统一部署下进行，具体要求参照《某中医药大学硕士博士学位授予工作细则》。

（二）中药学全日制专业学位硕士研究生人才培养方案

1. 课程设置与学习

专业学位硕士研究生的课程分为公共必修课、专业基础课、专业课、公共选修课四大类别（见表2-3）。其中，公共必修课、专业基础课、专业课为学位课程；公共选修课为非学位课程，在导师指导下确定并写入研究生培养计划。课程学习实行学分制，每18学时计1学分。

在学位论文答辩前，硕士研究生应修总学分不低于18学分，其中学位课程学分不少于14学分。跨专业录取的研究生，必须补修若干门本专业本科阶段的主干课程。相关课程由导师提出，列入研究生培养计划，考核成绩报研究生院，但不计入规定的总学分。

表2-3　中药学全日制专业学位硕士研究生课程设置

课程代码	课程名称	学时数	学分数	开课学期
公共必修课（8学分）				
S009002	自然辩证法概论	36	2	1
S009050	中国特色社会主义理论与实践	36	2	1
S007002/S007004	公共英语	54	3	1
S004105	科学伦理与实验安全	18	1	1
专业基础课（3学分及以上）				
S016003	生物统计学	36	2	1
S004112	药学前沿讲座	36	2	1
S004099	现代仪器分析技术	54	3	1

续表

课程代码	课程名称	学时数	学分数	开课学期
S004002	波谱解析	36	2	1
S004102－2	职业技能实践课	36	2	1—4
S004100	药理研究方法与技术	18	1	1
专业课（3学分及以上）				
S004104	专业文献分析与科研写作	18	1	1
S004097	药品质量管理	36	2	1
S004083	药物研发与成果转化	36	2	1
S004110	中药调剂与临床药学选论	36	2	1
公共选修课（4学分及以上）				
其他基础理论类、学科前沿类、技术方法类、语言文化类、艺术鉴赏类通识课				

2. 文献阅读及学术活动

硕士研究生在导师指导下进行文献阅读，在第三学期结束前应完成文献阅读报告不少于1篇。其正文篇幅不少于2000字，中外第一手文献引用数量不少于30篇，其中外文文献引用数量不少于5篇，由导师审核并评定成绩。文献阅读报告应存入研究生个人学习档案。

鼓励硕士研究生参加国内、国际学术会议，学术交流与科研合作，学术活动包括学科范围（含学科）组织的各类学术活动。在申请学位论文答辩前，硕士研究生必须完成10次以上的学术活动，并认真填写《某中医药大学硕士研究生参加学术活动登记本》（活动主办单位或主讲专家需在学术活动登记本上签署意见），由导师审核评定成绩。学术活动登记本应存入研究生个人学习档案。

3. 实践能力

根据本学科的实际情况，导师根据培养方向要求，制定具体实践能力培养方案并写入研究生培养计划。相关实践要求在第三学期末完成。

实践基本技能包括操作安全培训、岗位操作规程培训、基本实验技能培训、规章制度培训等。硕士研究生完成相关培训后，填写《某中医药大学研究生实践基本技能训练及考核表》，由导师考核评定成绩。其中，基本实验技能培训的学分，可以通过选修相关实践技能课程（学位课程除外）并经考试获得相关证书后取得。

专业实践项目由导师根据硕士研究生的具体研究方向，安排其到相应单位或部门的实践岗位参加不少于六个月的专业实践，并由指定的带教老师指导，从而使研究生获得与专业研究方向相关的实践技能。硕士研究生完成相关培训后填写《某中医药大学研究生实践技能登记及考核表》，交由学位点考核并评定成绩。

4. 科研实践与学位论文工作

（1）选题及开题　硕士研究生在导师指导下广泛收集资料，阅读文献，参加科研活动，于第二学期写出研究课题的文献综述，确定研究课题，拟定课题的研究计划，并在第三学期开始前面向学科组织的专家小组进行开题，同时就选题的科学依据、研究内容、实验方法、预期目标、完成课题的条件等广泛征求专家意见。导师及硕士研究生根据专家意见对课题设计作进一步修改，实施课题研究。具体要求见《某中医药大学研究生学位论文开题管理规定（修订版）》。

（2）论文实验记录　硕士研究生应在《某中医药大学研究生学位论文实验记录本》上认真填写课题研究的实验记录。学位论文研究内容属于学校科技项目管理的课题，可直接填写学校科研处提供的实验记录本。原始资料须妥善保管，以备审核。

（3）中期考核　为了确保硕士研究生培养质量，建立攻读硕士学位资格淘汰制度，硕士研究生在第四学期末进行中期考核。中期汇报及考核未通过者，6 个月后可申请再次考核，再次考核未通过者，做延期毕业处理。中期考核由二级学位点组织，着重对硕士研究生思想政治状况、课程学习情况、教学实践、学位论文开题、实践能力等方面进行全面评价并提出考核意见。中期考核面向全院公开进行，个别涉密项目由导师确定学生汇报内容的公开程度。中期考核评议专家由不少于 3 名（单数）且具有导师资格的副高级及以上职称专家组成，其中至少含其他学院或外单位专家 1 名。研究生导师不能作为专家组成员。中期考核内容包括书面审查和口试审查。书面内容需在中期考核前 10 日提交，应包括研究方案、研究进展、预期目标及进一步研究计划等；口试内容为现场答辩。其他要求见《某中医药大学研究生中期考核办法（修订版）》。

（4）学位论文的撰写　学位论文要求文字精练，论点明确，论据充分，数据可靠，有独立的创见性，具有理论和实用价值。课题研究和撰写论文时间应不少于两年。学位论文撰写及毕业具体要求见《某中医药大学学位论文基本要求及格式规范》。

（5）学位论文预审、答辩　学位论文撰写完成后，经导师审核同意，提交学院预审。提交日期为学位论文外送盲审前 5 个工作日。预审时学位论文内容不完整或具有较大缺失者，不予送审并做延期毕业处理。预审通过后，方可提交外送盲审。学位论文完成后，经导师和指导小组审核同意，方可由导师推荐申请学位论文答辩资格。论文答辩于第六学期末在研究生院统一部署下进行，具体要求参照《某中医药大学学位论文答辩的相关规定》。

（三）中药学全日制学术学位博士研究生人才培养方案

1. 课程设置与学习

学术学位博士研究生的课程分为公共必修课、专业基础课、专业课、公共选修课四大类别（见表2-4）。其中，公共必修课、专业基础课、专业课为学位课程；公共选修课为非学位课程，在导师指导下确定并写入研究生培养计划。课程学习实行学分制，每18学时计1学分。

在中期考核前，博士研究生应修总学分不少于16学分，其中学位课程学分不少于14学分。跨专业录取的博士研究生，必须补修若干门本专业本科阶段的主干课程，但不计入规定的总学分。博士研究生第一外国语非英语者，必须选修英语作为第二外国语；如其在硕士研究生阶段已修过英语，且修读学时不少于90学时、成绩达70分及以上，可申请免修不免考。

表2-4 中药学全日制学术学位博士研究生课程设置

课程编号	课程名称	学时数	学分数	开课学期	备注
公共必修课（8学分及以上）					
B009001	中国马克思主义与当代	36	2	1	必修
B007001	公共英语	54	3	1	必修
B004023	药学前沿讲座	54	3	1	二选一
B002015	系统生物学研究思路与策略	54	3	1	
专业基础课（4学分及以上）					
B004025	中药功效的研究思路与实践	54	3	1	至少选1门
B016001	医药研究方法与前沿技术	36	2	1	
S084003	论文写作指导（中药类）	18	1	1	必修
S004105	科学伦理与实验安全	18	1	1	必修
专业课（2学分）					
B000001	导师指导课	36	2	1—4	
公共选修课（2学分及以上）					
其他基础理论类、学科前沿类、技术方法类、语言文化类、艺术鉴赏类通识课					

2. 文献阅读及学术活动

博士研究生在导师指导下进行文献研究，撰写与学位论文相关的研究综述并发表。博士研究生应积极参与本学科的国内、国际学术会议或学术交流，至少需要作一次公开报告。学术活动包括参加国内外专业学术会议、专家学术讲座、研究生院组织的博士研究生导师讲座，以及以学院为单位组织的研究生学术研讨活动等。提倡博士研究生在医药学类国内外学术研讨会上作主题交流。在申请学位论文答辩前，博士研究生必须参加 15 次以上的学术活动，并认真填写《某中医药大学博士研究生参加学术活动登记本》（活动主办单位或主讲专家需在学术活动登记本上签署意见），由导师审核评定成绩。学术活动登记本应存入研究生个人学习档案。

3. 教学实践

教学实践包括实验教学，指导本科生、硕士研究生进行专题研究和科学调查等活动。在教研室安排下，博士研究生应参加本科生实验课教学（含实验准备）不少于 8 学时，或辅助指导至少 1 名硕士研究生完成研究工作。博士研究生完成教学实践后，填写《某中医药大学研究生教学实践登记及考核表》。具有教师资格证书，且在教学岗位上从事教学工作的博士研究生可免此项要求，填写免修申请表并获批后即可获得此学分。教学实践须写入研究生培养计划中，完成后由导师、教研室主任及其指导小组予以考核并评定成绩。实践登记表应存入研究生个人学习档案。

4. 科研实践与学位论文工作

（1）选题及开题　博士研究生在学习学位课程的同时，应广泛收集资料、掌握国内外相关研究动态，并于第二学期写出研究课题的文献综述，在导师指导下确定研究课题，拟定课题的研究计划，并在第三学期开始前面向学科组织的专家小组进行开题，同时就选题的科学依据、研究内容、实验方法、预期目标、完成课题的条件等广泛征求有关专家意见，根据专家意见对课题设计作进一步修改，并在导师指导下实施课题研究。具体要求见《某中医药大学研究生学位论文开题管理规定（修订版）》。

（2）论文实验记录　硕士研究生应在《某中医药大学研究生学位论文实验记录本》上认真填写课题研究的实验记录。学位论文研究内容属于学校科技项目管理课题的，可直接填写学校科研处提供的实验记录本。原始资料应具备原始性、真实性及规范性，妥善保管，以备审核。

（3）中期考核　为了确保博士研究生的培养质量，建立攻读博士学位资格淘汰制度，博士研究生在入学第四学期末进行中期考核。中期汇报及考核未通过者，6 个月后可申请再次考核，再次考核未能通过者，应作延期毕业处理。中期考核由二级学位点组织，着重对博士研究生思想政治状况、课程学习情况、教学实践、学位论文研究进展等方面进行全面评价并提出考核意见。中期考核面向全院公开进行，个别涉密项目由导师确定学生汇报内容的公开程度。中期考核评议专家由不少于 5 名（单数）且具有导师资格的正高级职称专家组成，其中博士研究生导师不少于 3 名，且至少包括其他学院专家 1 名、外单位专家 1 名。研究生导师不能作为专家组成员。中期考核内容包括书面、口试及原始记录审查。书面内容需在中期考核前10日提交，书写格式按照《国家自然科学基金青年科学基金项目申请书》；口试内容为现场答辩；原始记录经现场审查。其他要求见《某中医药大学研究生中期考核办法（修订版）》。

（4）学位论文的撰写　学位论文要求文字精练，论点明确，论据充分，数据可靠，有独立的创见性，具有理论和实用价值。博士研究生学位论文应对本学科的学术发展有较大价值，应表明本人掌握本学科坚实宽广的基础理论和系统深入的专门知识，具有独立从事科学研究工作的能力，在本学科理论上有创造性成果。学位论文撰写的具体要求见《某中医药大学学位论文基本要求及格式规范》。

（5）预审、预答辩和答辩　学位论文撰写完成后，经导师审核同意，提交学位点预审，必要时提交学院学术委员会预审。提交日期为论文外送盲审前1~2周。预审时学位论文存在内容不完整或有较大缺失、工作量不足、原始记录真实性存疑等问题者，不予送审并作延期毕业处理。学位论文经预审通过、学术不端检测合格、原始资料审核通过后，方可提交外送盲审。盲审要求见《某中医药大学研究生学位论文盲审工作实施办法》。博士研究生应参加学位论文预答辩，预答辩不通过者须经不少于3个月的修改后重新申请预答辩，否则不得申请正式答辩。具体要求参照《研究生学位论文预答辩实施办法》。学位论文完成后，经导师和指导小组审核同意，方可由导师推荐申请学位论文答辩资格。论文答辩在研究生院统一部署下进行，具体要求参照《某中医药大学硕士博士学位授予工作细则》。

第四节　中药学研究生教育的质量要求

一、学位授权点审核基本条件

（一）中药学硕士学位授权点申请基本条件

1. 学科方向与特色

（1）学科方向　至少具有5个主干学科或能体现申请单位特色的、相当于主干学科的、稳定的研究方向，其中必须具有临床中药学或中药炮制学学科的研究方向。

（2）学科特色　学科应围绕本地区经济社会发展战略目标，以提升服务经济社会发展能力为准则，突出中医药特色、区域特色、学校特色、学科特色，凝练学科方向，优化学科结构布局，强化人才培养质量，建设高水平的中药学学科。

2. 学科队伍

（1）人员规模　学科队伍中专任教师应不少于 30 人，其中每个主要二级学科方向人员应不少于 6 人。

（2）人员结构　专任教师中，高级职称人员占比不低于 60%，其中正高级职称人员占比应不低于 30%；硕士及以上学位人员占比不低于 80%，其中在同一单位获得博士学位人员占比不得超过 50%；所获博士或硕士学位的授予学科与所从事主干学科方向相一致的人员占比不得低于 60%。每个主干学科方向已聘专职硕士研究生导师不得少于 3 名。

（3）学科带头人与学术骨干　学科带头人应在同一学科或相近学科的硕士学位授权点担任硕士研究生导师并独立招收培养硕士研究生满一届；主持的科研成果获得国家科学技术奖或至少获得省部级及以上科学技术奖三等奖 1 项；曾获得 1 项及以上国家级科研课题。学术骨干应在同一学科或相近学科的硕士学位授权点担任硕士研究生导师并独立招收培养硕士研究生满一届；科研成果获得国家科学技术奖或主持的科研成果至少获得厅局级及以上科学技术奖 1 项；原则上应主持过或正在主持 1 项及以上省部级科研课题。每个主干学科方向应有 3 名及以上学术骨干。学术骨干应具有博士学位、副高级以上职称；个人主要研究方向应与主干学科方向相一致。每学科学术骨干至少主持省部级及以上科研课题 3 项；至少有 2 人培养过本学科硕士研究生满一届。

3. 人才培养

（1）课程与教学　学科在本学科或相近专业的本科生和硕士研究生培养方面具有很好的基础，生源质量较高；能够为硕士研究生的培养开设高水平的系列课程，所开设课程能够支撑一级学科的课程体系，能够覆盖学科各主要研究方向。现有教师能够满足本学科硕士学位人才培养课程的需要。硕士研究生专业课程应提供学科领域所需要的背景知识、一定的专业知识及信息知识；为硕士研究生提供承担本科课程助教或实验课导师的机会，培养研究生的组织能力、语言表达能力和指导能力。

（2）培养质量　近 5 年，有一定数量的硕士研究生继续攻读国内外博士学位研究生。本单位毕业生培养质量高，能够满足社会发展或专业发展的需要。

4. 培养环境与条件

（1）科学研究　近 5 年，学科应有足够数量的不同层次与来源的在研科学研究项目或课题；有主持的省级及以上科研课题；人均年科研经费应不低于 10 万元；科研成果获得国家科学技术奖，或主持的科研成果获得省部级科学技术三等奖及以上奖励 3 项。

（2）学术交流　近 5 年，学科专任教师参加本学科领域的国际或全国学术会议

10 人次以上；学校或学科设有专项基金支持研究生参加国内外学术交流活动。

（3）支撑条件　学科拥有与招收硕士研究生培养方向相同或相近的、能用于研究生教学科研的厅局级及以上重点实验室、工程技术中心或研究基地；实验室面积充足、功能完善，拥有足够的仪器设备；拥有培养本学科硕士研究生所需的图书文献资料及数据库；有充足的科学研究经费支撑研究生的培养，有明确的奖助学金政策，生均奖助经费及奖助覆盖面不低于国家规定的相应标准；具有良好的学风，注重学术道德制度建设，并有健全的学科建设与研究生培养的管理与运行机制。

5. 其他要求

应具有与所申请的硕士一级学科授权点相同的本科学士学位授权点，并且必须已有 5 届本科毕业生。

（二）中药学博士学位授权点申请基本条件

1. 学科方向与特色

（1）学科方向　至少具有 5 个主干学科或能体现申请单位特色的、相当于主干学科的、稳定的研究方向，其中应具有临床中药学或中药炮制学学科的研究方向。

（2）学科特色　学科应围绕国家重大需求和中医药事业发展需求，以及本地区经济社会发展战略目标，以提升服务国家创新驱动发展战略、服务中医药学术进步与事业（产业）发展、服务地方经济社会发展能力为准则，突出中医药特色、区域特色、学校特色、学科特色，凝练学科方向，体现交叉融合，优化学科结构布局，强化高层次中药人才培养质量，实现学科的可持续发展。

2. 学科队伍

（1）人员规模　学科队伍中专任教师应不少于 40 人，其中每个主要二级学科方向专任教师应不少于 6 人。

（2）人员结构　专任教师中，高级职称人员占比不低于 70%，其中正高级职称人员占比应不低于 30%；硕士及以上学位人员占比不低于 80%，其中同一单位获得博士学位人员占比不得超过 50%；所获博士或硕士学位的授予学科与所从事主干学科方向相一致的人员占比不低于 70%。每一主干学科方向原则上均应具有已聘博士研究生导师，每一主干学科方向已聘专职硕士研究生导师不得少于 3 名。

（3）学科带头人与学术骨干　学科带头人应在同一学科或相近学科博士学位授权点担任博士研究生导师并独立招收培养博士研究生满一届，招收培养硕士研究生人数不少于 6 人；科研成果获得国家科学技术奖，或主持的科研成果获得省部级及以上科学技术奖二等奖 1 项；曾获得 2 项及以上国家级科研课题，近 5 年年均科研经费应不低于 20 万元。学术骨干应在同一学科或相近学科博士学位授权点担任博士研究生导师并独立招收培养博士研究生满一届，招收培养硕士研究生人数不少于4人；科研成果获得国家科学技术奖或主持的科研成果至少获得省部级及以上科学技术奖三等奖1项；原则上应主持过或正在主持1项及以上国家级科研课题。每个主干学科方向应有4名及以上学术骨干。学术骨干应具有博士学位、副高级及以上职称；个人主要研究方向应与主干学科方向一致。每学科学术骨干至少主持国家级课题2项；至少有3人培养过本学科的博士研究生满一届。

3. 人才培养

（1）培养情况 近5年，学科每年授予硕士学位人数不少于30人，其中每个主干学科方向授予硕士学位人数不少于4人。

（2）课程与教学 学科所开设的课程能够支撑一级学科的课程体系，覆盖学科各主要研究方向，并根据特色进行课程构建和创新。博士研究生课程与硕士研究生课程相互贯通，同时强调学科前沿，并根据主干研究方向、承担的重大任务进行课程改革和创新。现有教师能够满足本学科博士、硕士学位人才培养的课程需要。

（3）培养质量 每届博士研究生以第一作者（或并列第一作者）身份发表一定数量、体现高水平研究成果的学术论文。

4. 培养环境与条件

（1）科学研究 近5年，学科带头人、各研究方向学术带头人和学术骨干主持的国家级课题应不少于5项；人均年科研经费应不低于10万元；科研成果获得省部级以上科技成果奖励，或获得其他代表性成果；有一定比例的研究生参与国家级科研项目。

（2）学术交流 近5年，本学科或学科内主要二级学科曾主持召开国际或全国学术会议；学科骨干教师每年至少参加国际或全国学术会议2次。学校或学科应积极支持、鼓励研究生参加国内外学术交流活动，并设有专项基金支持研究生参加相应活动。近5年，每届博士研究生（或其参与的研究论文）应有一定比例在学期间参加国际（国内）学术会议。

（3）支撑条件 学科应拥有与招收博士研究生培养方向相同或相近的，能用于研究生教学科研的省部级重点实验室、工程技术中心、研究基地；实验室面积充足、功能完善，拥有足够的仪器设备，特别是各主要研究方向所需的关键大型高、精、尖仪器设备；拥有培养本学科博士研究生所需的图书文献资料及数据库；有明确的研究生奖助学金政策，生均奖助经费及奖助覆盖面不低于国家规定的相应标准；研究生培养业务经费充足；具有良好的学风，注重学术道德制度建设，并已形成完善的学科建设与研究生培养的管理与运行机制。

二、学位授予基本要求

为贯彻落实《国家中长期教育改革和发展规划纲要（2010—2020年）》"制定教育质量国家标准"的有关要求，实施《关于深化研究生教育改革的意见》，建立健全研究生教育质量监督体系，国务院学位委员会、教育部委托国务院学位委员会第六届学科评议组于2013年编写了《一级学科博士、硕士学位基本要求》（以下简称《基本要求》）。《基本要求》从学科前沿、社会需求、知识结构、综合素养与能力、基本规范等方面提出了各学科研究生获得博士或硕士学位时必须满足的要求，具有较强的指导性，反映了各一级学科人才培养的特点，同时也为各研究生培养单位开展有特色、高水平的人才培养留有空间。《基本要求》不仅为研究生培养单位制定研究生培养方案和学位授予标准提供依据，也为导师指导研究生提供参考，为教育行政部门开展质量监督和评估工作提供标准。

（一）中药学硕士学术学位的授予基本要求

1. 应掌握的基本知识

中药学学术学位硕士应掌握中药学学科的基础理论、专业知识及相关技术，具有一定的解决本专业科学技术问题的能力；了解中医学科的辨证思维、理法方药等相关知识；了解中药学学科的前沿动态；掌握本专业国内外发展状况，具有从事科学研究、教学工作或担负专业技术工作的能力；熟练掌握一门外语，并能查阅本专业外文文献资料，具有一定的外文写作能力；具备较好的计算机技能，具备文献检索及数据处理能力。

2. 应具备的基本素质

（1）学术素养　中药学学术学位硕士应具备运用所掌握的中药学及相关学科理论、知识和方法进行调查研究、分析和解决中药产业领域中实际问题的能力；具备科学研究的基本素质，掌握本学科基本实验技能，能够独立或合作开展中药生产、质量控制与评价、药效评价等领域的科研工作；掌握中药知识产权保护相关知识和策略，掌握动物实验和人体试验的伦理道德知识，遵循科研伦理基本原则。

（2）学术道德　中药学学术学位硕士应严格遵守《中华人民共和国著作权法》《中华人民共和国专利法》《科技工作者科学道德规范（试行）》等国家有关法律法规、社会公德及学术道德规范；应考虑中药学学科和行业的特殊性，特别注意与中药企业、研究院所合作过程中的知识产权问题；在研究报告或学术论文中所应用的药用动植物中药材数据应注明采集人、采集地点、采集时间，应注意项目研究报告的成果保密工作；能客观辩证地看待他人的研究方法、数据、结果和结论，在自己的研究论文或报告中引用相关内容时，能加以明确和规范地标识，并按照有关规定引用和应用，严禁剽窃、抄袭他人成果，不得在未参与工作的研究成果中署名，反对以任何不正当手段谋取利益的行为；应在科学研究中坚持严肃认真、严谨细致、一丝不苟的科学态度，不得虚报科研成果，反对投机取巧、粗制滥造、盲目追求论文数量而不顾论文质量的浮躁作风和行为。

3. 应具备的基本学术能力

（1）知识获取能力　中药学学术学位硕士应具备熟练使用传统和现代的检索手段获取、利用各种文献的能力；具有较强的自主学习能力，能够利用专业书籍、文献、网络等途径有效获取实际工作中所需的知识；具有较强的知识分辨能力，能够对文献资料加以甄别、选择和合理有效利用；具备从自身或他人的实践经验中总结归纳知识，并将知识用于指导实践工作的能力；具备可持续发展素质，能够根据实际工作需要，接受有关知识和实验技能培训，如操作安全培训、岗位操作规程培训、规章制度培训、中药知识产权与保护培训、新药注册法规培训等。

（2）科学研究能力　中药学学术学位硕士应掌握本学科的基础理论和专业知识，具备本专业及相关专业的基本实验技能，并能将这些技能灵活运用于科学研究实践；具备独立开展科研工作的能力，具有可持续发展的素质和潜能；具有较强的写作能力，包括专业论文撰写、研究成果发表等；具有全局意识和奉献精神，能发扬协作精神和团队精神；具有一定的组织能力和对外沟通能力，能够推动团队科研工作进展。

（3）实践能力　中药学学术学位硕士应掌握本专业基础理论知识和基本实验技能，具有运用专业知识分析与解决实际问题的能力，能胜任中药生产、质量评价与控制、新药研发、药品注册、中药资源、药品流通经营等领域实践工作。

（4）学术交流能力　中药学学术学位硕士应具备较强的语言表达能力，在国内学术会议、成果介绍与推广活动、项目课题答辩中，具备现场报告和回答问题的能力；具有较强的成果表达能力，如撰写论文、专利申报材料等。

（5）其他能力　实验研究、野外考察、市场和企业调研是中药学研究的必要环节。中药学学术学位硕士应具备一定的组织、联络和沟通等社交能力，能在实践中保护自己和同行，圆满完成各项任务。

4. 学位论文基本要求

（1）规范性要求　硕士学位论文应参照《学位论文编写规则》（GB/T 7713.1—2006）及所在培养单位的相关规定。硕士学位论文是硕士研究生培养质量和学术水平的集中反映，应在导师指导下由硕士研究生独立完成；须是一篇系统、完整的学术论文，学术观点必须明确，逻辑严谨，文字通顺。学位论文工作时间按有关规定执行，一般不少于一年半。

（2）质量要求　学位论文是研究生培养质量的重要标志，表明硕士研究生确已系统掌握本门学科的基础理论和专业知识，基本具备从事科学研究工作或独立担负专门技术工作的能力。对于本学科硕士学位论文，不强制要求硕士研究生在学期间取得量化的创新成果，但要求通过考察学位论文是否使研究生受到全面系统的研究训练，是否具备研究能力和实践能力来考察论文质量。学位论文质量可从以下几方面考察：①学习与研究计划。重点考查硕士研究生是否尽早确定研究领域并进入研究状态。②开题报告。重点考查硕士研究生的文献收集、整理、综述能力及研究设计能力。③论文答辩。重点从论文选题与综述、研究设计的逻辑性和规范性、工作量等方面进行考查。鼓励本学科硕士研究生在申请硕士学位之前，将论文工作中取得的研究成果以学术论文的形式发表。此外，硕士学位论文要求格式规范、条理清楚、表达准确、数据真实、图表清晰、分析科学、结论合理。攻读学位期间，中药学学术学位硕士研究生发表学术论文、参与科研课题、参加学术交流等要求，由各学校自行制定。

（二）中药学硕士专业学位的授予基本要求

1. 应掌握的基本知识

（1）基础知识　中药学专业学位硕士研究生应较好地掌握中药学理论基础，同时具备丰富的生命科学知识，具备现代科学技术创新理论和方法、现代信息技术、数据分析处理等相关知识，具有一定的经济学、管理学、政策法规等相关知识。

（2）专业知识　针对服务的不同领域与方向，中药学专业学位硕士研究生应有选择性地深入学习和掌握中药材规范化生产、中药制药工程与技术、中药检验与质量控制、中药产品研发、中药知识产权保护、中药注册法规及相关技术指导原则、中药商品流通管理、临床中药学及合理用药、药物经济学、中药企业管理等方面的专门知识，能胜任相关领域的开拓性技术工作和管理工作；同时应熟悉国家药品相关政策和法律法规，熟悉我国中药行业的现状，了解国际传统医药行业的发展动态和趋势。

2. 应具备的基本素质

（1）学术道德　中药学专业学位硕士应崇尚科学精神，严格遵守学术道德规范；坚持科学真理，尊重科学规律，崇尚严谨求实，勇于探索创新，维护科学诚信；尊重知识产权，杜绝一切学术不端行为；具备严谨细致、一丝不苟的治学态度，在学习和研究过程中杜绝任何捏造数据、剽窃他人成果等学术不端行为。

（2）专业素养　中药学专业学位硕士应模范遵守国家药事管理相关法律法规，

依法从业；掌握中药知识产权保护相关知识和策略，掌握动物实验和人体试验的伦理道德知识，遵循科研伦理基本原则；对中药事业的社会意义有充分的认识和理解，具有较系统的中药学基本理论、专业知识和外语应用能力，善于发现并运用国内外相关领域的知识与技术，研究、分析和解决中药产业中的实际问题，胜任中药生产、质量评价与控制、产品研发、注册申请、流通管理、药学服务等工作。

（3）职业精神　中药学专业学位硕士应有献身中药事业的职业理想，具有正确的职业价值观，具有良好的职业道德和职业操守，重视职业信誉，对相关信息或资料保守秘密，不擅自用于商业用途；有勤思善学、不断提升专业能力的职业态度；有强烈的社会责任感和职业使命感，能够认真履行职业责任，努力进取，为祖国医药卫生事业的发展和人类身心健康做出积极贡献。

3. 应接受的实践训练

根据研究领域的不同，中药学专业学位硕士应在中药行业相关单位接受为期至少12个月的中药生产、质量评价与控制、产品研发、药品注册、流通监管、临床及社会服务等方面的实践训练，并撰写由带教老师签名的月度实践报告（或阶段性实践报告）及结束后的专业实践总结。实践训练的评价方式需经高校与实践单位双方同意，符合行业实际的评价标准，并能真实体现研究生的专业水平。实践训练可在以下部门完成：①中药生产基地；②药品生产企业、药品经营企业等；③医药公司注册部、办公室、政策研究室等；④三级及以上医疗机构药学部；⑤省级以上药品监管部门及相关政府部门；⑥省级以上医药相关学会、协会等。

4. 应具备的基本学术能力

（1）知识获取能力　中药学专业学位硕士应具备从书籍、期刊、报告、档案和网络等文献资料、媒体信息，以及实践调查、实验测试、科研活动和学术交流等各种途径中有效获取专业知识和学术信息的能力，能够全面和及时地掌握中药学相关行业的发展动态和社会需求；能够根据实际工作需要，接受有关知识和实验技能培训，如操作安全培训、岗位操作规程培训、规章制度培训、中药知识产权与保护培训、新药注册法规培训等。

（2）实践研究能力　中药学专业学位硕士应具备针对具体问题或案例开展调查研究的能力，能够正确设计调查方案，组织实施，并对结果进行分析和总结；能够运用中药学专业相关的理论知识和恰当的实验技术方法，解决中药生产、质量评价与控制、产品研发、药品注册、流通管理、调剂制剂、处方审核、药学服务等领域的实际问题。

（3）组织协调与沟通能力　中药学专业学位硕士应具备良好的团队合作意识，具备一定的组织、联络和协调能力，具备良好的语言表达和交流能力，善于表达与沟通；能独立承担中药技术服务与监督、市场监管、行政管理等方面的工作；能参加成果介绍与推广等活动，具备现场口头报告和回答问题的能力；能够与医生、护士、患者进行有效沟通。

（4）专业写作能力　中药学专业学位硕士应熟悉中药学相关技术和管理文件的规范格式和要求，能够根据实际需要，简明、规范地撰写有关专业文本。

5. 学位论文基本要求

（1）选题要求　中药学专业学位硕士的学位论文必须强化应用导向，选题必须密切结合中药产业发展的实际，针对中药生产、质量控制、流通监管和临床使用等实践领域中存在的重要问题进行研究，鼓励从与行业最新发展密切相关的领域选题。具体选题范围与方向应与本专业学位的服务领域相对应，可以来自生产实践、管理实践、应用实践或研究实践。无论哪种选题，都必须能够较好地解决中药研发、注册、生产、流通、使用、监管中存在的实际问题，或在科学技术观点、实验材料和方法上有一定特色或新意。选题既要联系中药学专业实践，也要切合研究生培养阶段的实际条件和可能性，在完成一项相对完整实际任务的情况下，论文选题不宜过大。

（2）学位论文形式和规范要求　学位论文在形式上可以不拘一格，可以采用调研报告（专题研究）、技术创新、产品研发，以及管理决策与政策法规分析等。学位论文作者必须恪守学术道德规范和科研诚信，不得有剽窃、伪造等学术不端行为。学位论文必须建立在作者本人的调查、观察或实验分析数据和事实基础上，论文中的数据和事实信息必须有可靠来源，引用他人的研究结果和资料必须明确标注。学位论文须在校内外导师的共同指导下独立完成，应做到思路清晰、结构合理、文字流畅、数据翔实、图表规范、结论可靠。论文字数可根据不同学位论文形式和选题方式灵活确定，正文一般不少于两万字。学校管理部门应进一步细化论文格式规范、内容与行文要求，要制定相配套的学位论文评阅标准与管理办法，供评阅、答辩及学位评定委员会专家参考执行。

（3）学位论文水平要求　学位论文无论采取何种形式，都应反映作者运用所掌握的中药学及相关学科理论、知识和方法进行调查研究、分析和解决中药产业领域实际问题的能力。学位论文应具备明确的应用目的、实践价值或理论意义；内容应体现系统性、完整性和创新性，可以对同一个问题进行不同层次的深入研究，也可以对同一个问题从不同角度进行横向研究；工作应体现一定的方法难度和工作量，具有创新性贡献；研究结果应对中药产业实际工作与发展具有一定的应用价值。不同类型学位论文的具体要求如下：①调研报告（专题研究）类论文。研究范围应有一定的广度，采集的数据应具有代表性，从而客观准确地反映事物的实际情况；应有典型案例分析，归纳总结出事物规律；讨论应足够深入，能够提出自己的意见和建议。②技术创新类论文。研究应建立新的技术方法或对现有的技术做出重要改进，对技术的各项指标有完整的试验验证结果；与已有方法相比，在某一方面或多方面具有一定优越性，并能实施应用。③产品研发类论文。研究应完成中药相关产品的阶段性研发过程，其技术指标应符合国家相关要求。④管理决策与政策法规分析类论文。研究应介绍问题提出的背景，分析国内外相关进展与发展趋势，总结本地区的现状，指出存在的问题，提出解决问题的思路与措施。论文提出问题应准确，原因分析应透彻，理论观点应符合实际，意见建议应具有可操作性，应有翔实的资料及案例分析。

（三）中药学博士学术学位的授予基本要求

1. 应掌握的基本知识

中药学博士是具有独立工作能力、强烈的科学责任感和创新能力的药学科学工作者，可在高等院校、科研院所、各级政府管理部门及各类相关产业中开展工作。中药学学术学位博士应了解中医学科的辨证思维、理法方药和临床应用等相关知识，掌握中药学学科的基础理论、各学科方向的系统深入的专业知识和相关研究方向的现代实验技术，具备应用综合知识与技能解决本专业科学技术问题的能力；能较为准确地把握本学科的国内外研究发展动态，掌握与中药学学科发展密切相关的专业基础知识；具有独立从事教学科研工作或担负专业技术工作的能力；富有科学、求实、创新精神，具有在本学科的科学研究中取得一定创新性科研成果的潜质；具有较强的写作能力，掌握与研究方向相关的科研论文和论著的撰写规范；熟练掌握至少一门外语，能够运用外语熟练阅读本专业的外文资料，具有一定的外语写作能力和国际学术交流能力；应熟练掌握计算机应用技术，具备数据处理能力。

2. 应具备的基本素质

（1）学术素养　中药学学术学位博士应具备本学科科学研究的基本素质，具备开放和兼容的学术品质，既能立足于本民族的优秀文化传统，同时也能学习和借鉴国内外先进的经验，积极参与交流与合作。中药学学科具有对理论知识要求高、对实践能力要求强等专业特点。博士研究生要想在该领域有所建树，就必须熟悉本学科的学术源流和研究现状，能够把握学科知识体系的综合性发展趋势，对国内外药学相关学术研究有深入了解，具备多角度、多学科分析问题和解决问题的能力，具备一定的学术潜力。

博士研究生的学术素养评价包括以下三个方面：①学术因素评价。博士研究生应在以往的本科和硕士研究生学习阶段取得良好的课程成绩，并体现出较强的自我学习能力；同时其在硕士研究生阶段的研究工作应体现出良好的学术研究态度、研究能力，并取得相关研究成果。②非学术因素的评价。应考查博士研究生参与社会服务工作和学校社团活动的情况，以及在艺术、技能及发明活动中的表现，以反映博士研究生的协作精神、创新能力及人文素养。③社会评价。通过任课教师、硕士研究生导师、同学或同事的推荐和评价对博士研究生进行社会评价。

中药学学术学位博士应掌握知识产权相关知识，并应做到以下几点：①掌握动物实验和人体试验的伦理道德知识，遵循科研伦理基本原则；②掌握中药知识产权保护相关知识和策略，严格遵守国家相关的保密法规和政策；③在将成果作为学术论文发表之前，注意数据、成果的保密工作，并应首先考虑是否可以申请专利；④在撰写论文过程中，重视论文的署名权，即审慎确定论文作者及署名顺序。除此以外，博士研究生还应注意维护他人知识产权，不使用、不复制盗版出版物、音像制品和软件等；尊重他人尚未获得知识产权的成果，保护本人尚未获得知识产权的成果；在保密和知识产权保护的前提下，遵照数据共享、思想共享、理论共享和成果共享的科学公开原则，加强交流与讨论，接受学术界的检验。

（2）学术道德　中药学学术学位博士应严格遵守《中华人民共和国著作权法》《中华人民共和国专利法》《科技工作者科学道德规范（试行）》等国家有关法律法规、社会公德及学术道德规范；应考虑中药学学科和行业的特殊性，特别注意与中药企业、研究院所合作过程中的知识产权问题；在研究报告或学术论文中所应用的药用动植物中药材数据应注明采集人、采集地点、采集时间，并注意项目研究报告的成果的保密工作；应客观辩证看待他人的研究方法、数据、结果和结论，在自己的研究论文或报告中引用相关内容时，应加以明确和规范的标识，并按照有关规定引用和应用，严禁剽窃、抄袭他人成果，不得在未参与工作的研究成果中署名，反对以任何不正当手段谋取利益的行为；应在科学研究中坚持严肃认真、严谨细致、一丝不苟的科学态度，不得虚报科研成果，反对投机取巧、粗制滥造、盲目追求论文数量而不顾论文质量的浮躁作风和行为。

3. 应具备的基本学术能力

（1）获取知识能力　中药学学术学位博士应具备熟练使用传统和现代的检索手段获取、利用各种文献的能力，以了解整个中药学学科及相关专业研究动向；具有较强的自主学习能力，能够利用专业书籍、文献、网络等途径有效获取实际工作中所需的知识；具备从自身或他人的实践经验中总结归纳知识，并将知识用于指导实践工作的能力；具备对已有研究工作进行消化和分离，取其精华，去其糟粕，以指导自身研究的能力，同时还要不断地总结自身研究结果，科学地调整研究方案，以保障研究工作顺利完成；具备可持续发展素质，能够根据实际工作需要，接受有关知识和实验技能培训，如操作安全培训、岗位操作规程培训、规章制度培训、中药知识产权与保护培训、新药注册法规培训等。

（2）学术鉴别能力　中药学学术学位博士在掌握中药学学科领域知识和技术的基础上，应该对本学科科学问题的研究意义、研究方法的水平和可行性，以及研究趋势及发展方向、研究价值及应用前景等具有较强的鉴别、判断、评价和质疑能力。中药学学科的研究问题一般是基于实际情况提出的，具有较强的应用导向。中药学学术学位博士不仅要透彻地理解、分析实际问题的产生原因、研究价值，还要对所涉及的研究领域前沿技术发展状况有全面深入的了解，从而鉴别、判断本学科科学问题的研究意义。中药学学科的常用研究方法包括野外现场采样分析、室内实验、理论分析和数值模拟、中试生产等。中药学学术学位博士应具有较为丰富的研究经验，深刻理解各种研究方法的作用、优缺点和可行性，并能够恰当选择和综合应用以上各种方法，并针对所研究课题对所应用的方法进行一定程度的改进和创新。此外，中药学学术学位博士应对本学科已有研究成果的先进性、创新性和应用前景等具有清楚的认识和判断；能够鉴别学术论文价值，客观、公正、科学地评价论文的质量、学术水平、实际应用和成熟程度；对本人开展的学术研究具有判断能力，能够判断其进一步发展方向和取得成果的可能性，并根据发现的问题及时调整研究方案。

（3）科学研究能力　中药学学术学位博士应具有学术敏锐性，能够把握本学科学术前沿信息、动态与趋势，对本研究领域的实际问题有深入细致的了解，并能够将其上升到理论高度，凝练出具有学术价值和实际应用价值的科学问题；应具有合理的知识结构、清晰的思维能力和开展研究工作的实际操作能力，能遵循客观规律，熟练地、综合地运用基础科学的理论和分析方法、计算机技术、先进的实验设备和实验材料，归纳出研究的科学问题、确定正确研究技术路线，并提出解决科学问题的方法，逐步形成独立开展高水平研究的能力。与此同时，中药学学术学位博士应尽可能多地到野外、生产企业及中药市场等一线单位调研、学习，对中药的生产、开发及应用等全过程有系统的了解，并深刻认识到除理论、方法、思路的创新性外，应用价值也是该领域科研成果的重要评价维度。

（4）科技创新能力　中药学学术学位博士应具备在自己所从事的研究领域内开展创新性思考、创新性研究和取得创新性学术成果的能力。学术创新可以出现在问题设计、研究过程和最终研究成果的任何一环，包括新的理论、新的资源、新的品质评价方法与标准、新的炮制工艺、新的药物与辅料、新的药效成分与提取分离工艺、新的药理模型、新的剂型与生产工艺、新的实验条件、实验路线、实验方案的验证与探索、新的实验设备或技术的实施等。学术创新能力是中药学学术学位博士获取知识、学术鉴别、学术交流及科学研究等众多能力的综合体现，其能力的培养需要博士研究生、导师、培养单位、学校等众多内在、外在机制的共同作用。

（5）学术交流能力　中药学学术学位博士要求能够独立完成学术会议演讲稿的准备，并在国内外学术会议上用外语准确、清晰地表达学术思想，展示学术成果；能够在实验室组会或研究进展汇报时进行口头发言；能够撰写课题申请报告，申请基金资助；能够在论文开题报告、论文答辩过程中合理、准确地回答专家的提问；具有较强的成果总结和发表能力，如专业论文及科研学术论文的撰写能力。此外，中药学学术学位博士还应具有与企业、市场等相关领域一线工作人员针对学术问题进行有效沟通的能力。

（6）其他能力　实验研究、野外考察、市场调研和企业调研是中药学研究的必要环节。中药学学术学位博士应具备一定的组织、联络和沟通等能力，在社会实践中能保护自己和同行，圆满完成各项任务；应具备团队合作精神，具有较强的科研组织协调能力，包括承接科研项目、组建科研队伍、合作与协调、推广科研产品及总结科研成果等能力。

4. 学位论文基本要求

中药学博士学位论文应是系统、完整的学术研究工作总结，具有一定的创新性，达到在国内、国际重要学术刊物上发表的水平，或被中药企业或相关部门采用，产生较好的经济或社会效益。博士学位论文必须由博士研究生本人在导师指导下独立完成，能体现出博士研究生已系统掌握本学科坚实宽广的基础理论和系统深入的专门知识，具备独立从事本学科领域科学研究工作的能力。

（1）选题与综述要求　中药学博士学位论文选题应体现原创性，对本学科的学术发展和实践工作具有较大的理论意义或实用价值。论文综述能反映本领域的国内外研究现状、前沿、发展趋势及面临的问题，全面反映本学科及相关领域的发展和最新成果，言简意赅，逻辑性强。博士研究生应具备一定的专业文献阅读量，应针对自身研究方向的特点和实际，阅读适量的（原则上不少于三分之一）外文文献。

（2）规范性要求　博士学位论文应符合《学位论文编写规则》（GB/T 7713.1—2006）及所在培养单位的相关规定。博士学位论文应为基础研究、应用基础研究或应用研究，一般不允许采用调查研究、文献研究等形式；应提出创新性见解，并取得显著的科研成果；应立论正确，逻辑严密，论证充分，材料翔实，文字通畅，格式规范，图表精确，数据和计量单位正确；论文中的数据、原理、结论等一切内容均应真实，且经作者本人认真核对无误；所呈交的相关资料（原始记录、照片、录像、检查化验报告单等）应为学位论文实际研究中的原始资料。此外，学位论文必须由作者本人独立完成，与他人合作的内容只能使用本人完成的部分。攻读学位期间，中药学学术学位博士研究生发表学术论文、参与科研课题、参加学术交流等要求，由各学校自行制定。

（3）成果创新性要求　创新性成果是衡量博士学位论文水平的主要指标之一，应从研究对象、研究方法、研究结果三个方面体现，具体包括：①发现有价值的新问题、新规律、新物质或提出新的假说、观点，对传统理论提出新的科学阐释，并加以研究验证；②实验设计、实验技术或方法上有较大的创新或革新；③解决前人未解决的科学技术、产业化生产及工程技术中的关键问题，具有较高的应用价值。

三、学位授予标准——以某中医药大学为例

学位授予标准是国家为保障学位授予质量，对授予学位需达到的标准设置的最低门槛。2013 年，国务院学位委员会第六届学科评议组编写了《学位授予和人才培养一级学科简介》（以下简称《简介》）及《基本要求》。《简介》对各学科的概况、内涵、范围和培养目标等进行界定和规范，为学位授予单位加强学科建设、制订培养方案和开展学位授予等工作提供了参考，也为各级教育行政部门开展学科管理提供了依据，同时为社会各界了解我国学科设置、学生报考研究生、开展国际学术交流提供了方便。《基本要求》是在《中华人民共和国学位条例》及其暂行实施办法有关规定的基础上，根据学术学位和专业学位特点，由各学科评议组和专业学位教育指导委员会分别制定的，具有较强的指导性和针对性，是各类研究生学位授予应当达到的基本标准。各培养单位也可在国家设定的最低要求基础上，制定自身的学位授予标准。开展中药学研究生教育的培养单位，都在国家颁布的学位授予标准基础上，结合学校和学科的自身特点制定了相应的研究生学位授予标准。这也是各培养单位落实教育部、国务院学位委员会关于提高研究生培养质量整体部署，完善本单位研究生教育质量保障体系，推行分类管理，促进研究生学位授予质量提升的重要举措。

学位授予标准是衡量博士、硕士学位授予质量的重要指标，是研究生导师指导研究生的重要参考，是社会各界了解培养单位研究生培养质量的基本环节。学位授予标准要求按照学术学位和专业学位两个学位授予类型及博士、硕士两个学位授予层次分别制定。原则上，各培养单位可按照一级学科制定学位授予标准，也可以按照二级学科制定各学科的学位授予标准。学位授予标准要突出本专业的特色和要求，还应包含学科定位与发展目标、基本知识、基本素质、学术能力及学位论文要求等方面内容，指标应更加具体并具有可操作性。

（一）中药学硕士学位授予标准

通过硕士学位的课程考试和论文答辩，成绩合格，取得规定的学分，在本门学

科上掌握坚实的基础理论和系统的专门知识，具有从事科学研究工作或独立担负专门技术工作的能力，并达到下列学术水平者，可授予硕士学位。

1. 境内研究生申请硕士学位授予标准

（1）学术学位 申请者须完成学习计划，外语考试合格，按要求发表学术论文，并通过学位论文答辩。其中，学习计划为修满36学分；外语考试合格为通过全国大学英语六级考试（笔试成绩达到390分及以上）或全国大学日语四级考试、国际日本语能力测试N2级考试；按要求发表学术论文是在学期间以第一作者身份发表至少1篇核心期刊文章（CJCR影响因子>0.15），并且是在规定期刊（见某中医药大学研究生院编制的《中文核心期刊目录》）上发表的与本专业相关的学术论文（杂志增刊、文献综述及论文摘要不计入统计；作者单位须注明"某中医药大学某学院硕士研究生"；文章第二作者或通信作者须是其研究生导师）。

（2）同等学力申请学术学位 申请者须完成学习计划，外语考试合格，按要求发表学术论文，通过学位论文答辩，并提供工作单位人事部门推荐书，以及两位副高级以上专家推荐书。其中，学习计划为修满36学分；外语考试合格即通过同等学力人员申请硕士学位外国语水平全国统一考试；按要求发表学术论文为在近5年以第一作者身份发表至少1篇核心期刊文章（CJCR影响因子>0.15），并且是在规定期刊（见某中医药大学研究生院编制的《中文核心期刊目录》）上发表的与本专业相关的学术论文（杂志增刊、文献综述及论文摘要不计入统计，作者单位为申请人所在单位，或注明"某中医药大学同等学力申请学位人员"，文章第二作者或通信作者须是其研究生导师）。

（3）专业学位 申请者须完成学习计划，外语考试合格，完成专业实践，通过学位论文答辩。其中，学习计划为修满23学分，完成10门必修课程；外语考试合格指通过全国大学英语六级考试（笔试成绩达到390分及以上）或全国大学日语四级考试、国际日本语能力测试N2级考试；完成专业实践是指申请者需在所申请的专业科室具备半年工作经历或专业实践。

2. 境外研究生申请硕士学位授予标准

（1）学术学位 申请者须完成学习计划，汉语水平考试合格（港澳台地区学生不要求），按要求发表学术论文，通过学位论文答辩。其中，学习计划为修满31学分（免修政治课程、社会实践课程）；汉语水平考试合格为旧汉语水平考试（HSK）七级，新汉语水平考试五级及口语中级；按要求发表学术论文是在学期间以第一作者身份发表至少1篇核心期刊文章（CJCR影响因子>0.15），并且是在规定期刊（见某中医药大学研究生院编制的《中文核心期刊目录》）上发表的与本专业相关的学术论文（杂志增刊、文献综述及论文摘要不计入统计；作者单位须注明"某中医药大学某学院硕士研究生";文章第二作者或通信作者须是其研究生导师)。

（2）专业学位　申请者须完成学习计划，汉语水平考试合格（港澳台地区学生不要求），通过临床技能考核，通过学位论文答辩。其中，学习计划为修满 18 学分，完成 7 门必修课程（免修政治课程、社会实践课程）；汉语水平考试合格为旧汉语水平考试（HSK）七级，新汉语水平考试五级及口语中级。

（二）中药学博士学位授予标准

通过博士学位课程考试和论文答辩，成绩合格，取得规定学分，在本门学科上掌握坚实宽广的基础理论和系统深入的专门知识，具有独立从事科学研究工作的能力，在科学研究或专门技术上做出创造性成果，并达到下列学术水平者，授予博士学位。

1. 境内研究生申请博士学位授予标准

申请者须完成学习计划，外语考试合格，按要求发表学术论文，并通过学位论文答辩。其中，学习计划为完成 7 门必修课程，修满 16 学分；按要求发表学术论文为在学期间以第一作者身份发表至少 1 篇被 SCI 收录且影响因子不低于 1.0 的文章（杂志增刊、文献综述及论文摘要不计入统计；作者单位须注明"某中医药大学某学院博士研究生"；文章第二作者或通信作者须是其研究生导师）。发表文章有共同第一作者的，在我校申请学位时只能使用 1 次。

2. 境外研究生申请博士学位授予标准

申请者须完成学习计划，汉语水平考试合格（港澳台地区学生不要求），按要求发表学术论文，通过学位论文答辩。其中，学习计划为完成必修课程 5 门，修满 12 学分（免修政治、研究生社会实践课程）；汉语水平考试合格为旧汉语水平考试（HSK）七级，新汉语水平考试五级及口语中级；按要求发表学术论文是在学期间以第一作者发表被 SCI 收录的文章 1 篇或核心期刊文章 2 篇（CJCR 影响因子 >0.5），并且是在规定期刊（见某中医药大学研究生院编制的《中文核心期刊目录》）上发表的与本专业相关的学术论文（杂志增刊、文献综述及论文摘要不计入统计，作者单位须注明"某中医药大学某学院博士研究生"，文章第二作者或通信作者须是其研究生导师）。

第三章 中药学研究生教育的现状分析

中药学教育是古代中医药师承教育的重要组成部分，中医历来强调医药不分家。20 世纪 60 年代，中药学教育从中医药教育中分离出来，并借鉴现代药学教育形式，形成了较为系统的中药学教育体系。1977 年恢复高考后，中药学研究生教育才逐渐形成规模，得到快速发展。截至 2025 年，全国共有 155 所高等学校设置了中药类专业，其中全国 23 所中医药大学在中药学研究生教育中占据了主导地位。在全国第四轮学科评估中，黑龙江中医药大学、上海中医药大学、天津中医药大学、南京中医药大学的中药学学科水平处于全国前列。在中药现代化面临关键科学前沿问题和工程技术难题的背景下，如何进一步对现有研究生教育体系进行改革是中药学教育工作者面临的新课题。

第一节 中药学研究生教育人才培养目标现状分析

对于高等中医药院校而言，培养目标的定位关系到人才培养体系的构建及培养质量的监督与保障，是高层次人才培养的最终目的。目前，在我国大部分高等中医药院校的中药学研究生人才培养方案中，关于培养目标的表述呈现高度同质化，大多是基于国家对于中医药教育的基本政策和规律制定的具体培养方案，具有趋同性与可替代性。

一、培养理念上，中药学研究生教育特色不突出

在培养理念上，对中药学研究生人才培养的时代性表述不足，中药学教育特色不突出。中药学研究生人才培养具有服务地方中医药事业发展的培养指向，应呈现鲜明的地域性和时代性。但在我国中药学研究生人才培养方案设计中，只有极少数院校在培养目标设置中呈现出时代性特点，如广西中医药大学在中药学学科的人才培养目标中提出"培养服务于中医药民族医药事业、大健康产业发展，以及广西区

域和国家经济社会发展，培养中医药国际化的应用型高素质人才"，注重与有鲜明广西特色的壮瑶药相融合，进行独具广西特色的中药（壮瑶药）人才培养。近年来关于中医药高层次人才的宏观规划，虽然在一定程度上凸显了创新人才培养的特性，但是对于彰显中药学教育的特色、中医药文化价值略显不足。

二、培养方式上，本硕"一体化"融合度不强

在培养方式上，本硕"一体化"融合度有待强化。高等中医药院校研究生人才培养常见本硕"一体化"的培养方式，其培养方式应注重贯序性和连续性。但大多数高等中医药院校的中药学研究生人才培养方案在培养方式上具有相似性，即按照本科 4 年培养和研究生 3 年培养，与普通 4 年制学生培养区别不大，较少院校涉及融合培养方式的表述。例如，湖北中医药大学实施"杏林强基计划"，在培养方式上体现了高等中医药院校对于中药学研究生特色培养的具体举措，提出应在国家政策的大背景下，注重高层次人才真正实现本硕"一体化"的融合性培养。

三、培养定位上，服务社会的面向不够精准

高等中医药院校的中药学研究生人才培养方案中，对人才培养类型的文本表述各不相同，主要可归纳为单元型和二元型，少部分为多元型。单元型人才是以应用型、研究型或创新型为代表的单一型人才，强调专业性。其中，应用型人才是熟练掌握临床技能的一线专门人才；研究型人才以具备高水平的研究能力、掌握高层次的研究方法为主要特点，能够将研究工作应用于中医药事业；创新型人才是兼具上述某一特征，富有创新精神和创新能力，表现出精力充沛、想象力丰富等特征的人才。中药学研究生人才培养应根据社会不同岗位对人才能力的需求，结合学生的兴趣、能力和职业规划，提供更具个性化的培养方案和课程设置，不仅要涵盖不同专业领域和研究方向，更要培养学生的综合素质和跨学科能力。总体来说，中药学研究生人才培养体系应构建"金字塔式"的高阶递进结构，根据学位授予类型的差异，确定不同的人才培养定位，以满足中药基础研究、中药应用产业等不同领域的发展需要。

第二节　中药学研究生教育人才培养要求现状分析

研究生培养模式是指在培养目标的指导下，按照一定培养规格所制定的培养标

准，对人才培养起到指导性作用，在一定程度上代表着人才培养目标的具体内容。高等中医药院校中药学研究生的培养要求在广义上体现出一般人才培养所具备的基本特征，从知识、能力、思想道德与职业素质三方面体现出与培养目标相适应的培养规格。而以上三者的关系不是并列的，而是逐层递进的，知识是能力和素质的基础，有待于转化和升华为能力和素质；能力是素质的外在表现；思想道德与职业素质为知识和能力引导方向，故更为重要。

一、知识要求上，专业课程知识体系边界模糊

多数高等中医药院校关于专业课程的知识要求，主要涉及专业知识、人文科学知识、现代医药知识，对于学科前沿知识的提及频次较少。中药学研究生人才培养的知识要求与教育发展的新形势、新要求契合度不高。中药学研究生作为中医药领域的高层次人才，具有区别于一般药学人才的全球视野，而全球视野的拓展与前沿知识的获取密不可分。同时，多数高等中医药院校在对知识要求的具体表述中缺乏个性化描述。例如，在"药理学知识"这一指标上，中药学研究生人才培养方案及本科人才培养方案都将其表述为"掌握必要的药理学知识及临床合理用药原则"。二者的差异不甚明显。

二、能力要求上，创新能力的特征描述不清

多数高等中医药院校的培养方案仍侧重于基础能力培养，对于创新能力，尤其是科研能力和创新创业能力的表述较少。创新能力作为中药学高层次人才区别于一般人才的关键，其能力的彰显直接关系着主体成长的个性差异，也最能体现"以人才发展为中心"的教育理念。对于中药学研究生来说，能力要求是关键，要突出更为全面的综合能力。中药学研究生要将德智体美劳全面发展作为最终发展目标，重视多学科素养发展，发展熟练运用知识与技能去探索和研究中医药学科领域的能力。

三、素质要求上，拔尖创新人才的培养素质内涵有待厘清

目前，高等中医药院校关于拔尖创新人才的培养素质要求表述相对空泛。特别是在思想道德与职业素质表述中，多数院校将其表述为"培养适应社会主义现代化建设和中医药事业发展需求""热爱中医药事业"，虽然体现了高等中医药院校在中药学研究生培养职业道德层面的高标准，但只是从概念层面做了表述，缺乏对人才素质要求内涵的深入挖掘。此外，多数院校对于"创新精神"的培养只体现在开设"科研方法与操作规范""创新创业课程"等课程上，虽然与中医药人才发展的普遍

性要求相契合，但对于中药学高层次人才而言，培养尚缺乏系统性和全面性。因此，高等中医药院校在培养要求的表述中应具有实践操作性、身份独特性及推广指导性。

研究生培养机制关系着研究生知识学习、技能锻炼、能力培养的各个方面，应该坚持突出科学、彰显创新、强化实践、注重前沿的理念，课程应根据专业不同进行灵活调整。性质上，学术学位硕士研究生专注于基础科研，应重点培养其从事科学研究创新工作的能力和素质，而专业学位硕士研究生更加注重实际技术应用。在整体贯彻"四个面向"要求时，针对二者应各有侧重，使课程设置更为合理。比如学术学位硕士研究生在校内进行基础领域研究，在培养方面应更加注重面向世界科技前沿与国家重大需求，使其成为国家科技创新动力的提出者与承担者。在学术学位硕士研究生创新能力培养的课程设置中，应加大综合性课程的比重，强调多元学科的交叉融合，采用"弱架构"教学，鼓励学生发挥更多创新性想法。专业学位硕士研究生应面向经济主战场和人民生命健康，选择更加贴近行业一线的医院、药企与药检所作为培养场所。通过以上方式培养学生独立分析和解决问题的能力，使其在未来社会实践与科技竞争中不断调整和充实自己，明确自己的定位与价值，更好地贯彻"四个面向"要求。

第三节　中药学研究生教育管理制度体系现状分析

管理制度在高等中医药院校拔尖创新人才培养中起着保障和支撑的作用。立足高等中医药院校拔尖创新人才培养功能维度，其管理制度应体现出独有的培养特色，涵盖从培养到管理等环节的设计与构想。因此，就高等中医药院校拔尖创新人才培养的管理制度而言，在保证培养质量的同时，要强调鲜明的个性化。目前，多数院校缺少对于管理制度的表述，缺少个性化的管理制度，相关管理制度亟待健全。

一、学业管理上，学分制度的个性化不足

高等中医药院校在对拔尖创新人才的学业管理中，主要是以学分制的方式推进人才培养工作。在培养方案中，学分制通常与课程设置挂钩，课程的安排通常以一级学科基本知识体系要求的方式呈现，且与一般中药学本科人才培养的学分管理制度相似。实际操作中，多数院校更多地利用学分制的控制功能，而不是其测量功能，未根据高等中医药院校拔尖创新人才的个性化需求制定相应的学业管理方案。虽然一些院校在选修课的学分设置中对创新创业课程、通识课程、特色课程等进行了设

定，但契合研究生学业管理的课程资源却非常有限。换句话说，即便学生具有选修课程的自主性，但大多只允许学生在本院、本专业、本年级的教学计划内选择课程。高等中医药院校拔尖创新人才培养应体现高度个性化的人才培养过程，而这种个性化在培养主体和客体之间，应注重对学分管理的个性化设置，匹配相应的教育资源。

二、日常管理上，导师制发挥的个性化指导作用有待加强

导师制是高等中医药院校拔尖创新人才培养的主要管理制度，对于学生独特性、主体性、创造性的强化和提高是全方位的。导师制是促进学生个性发展的重要制度，但对于高等中医药院校拔尖创新人才培养来说，这种指导制度的个性化表达仍有待加强。为了培养学生自主开展科学研究的能力，研究生通常在导师设定的研究课题范围内自主开展探索研究工作。导师与学生的交流更多是以组会的方式进行，学业外的沟通则不够深入，不能实现因材施教，个性指导作用的发挥受到一定的限制。同时，聚焦于高等中医药院校拔尖创新人才培养的书院制、小班制等管理制度仍处于探索、起步阶段。

中药学研究生教育管理制度体系碎片化容易导致制度不协调、效率低下、培养质量参差不齐、资源浪费等问题。为了解决这些问题，可以采取以下措施：①对现有的管理制度进行梳理和整合，确保各项制度之间的一致性和协同性。②建立一个统一的管理平台，将各项管理制度和流程集成到一起，提高管理效率。③加强各部门之间的沟通与协作，共同制定和执行管理制度，确保制度的有效实施。④定期评估管理制度的执行效果，并根据实际情况进行优化和调整，以适应不断变化的教育需求。以上措施可以提高中药学研究生教育管理制度体系的整体性和协同性，提升教育质量和管理效率。

第四节　中药学研究生教育实践教学体系现状分析

长期以来，我国高等中医药教育中的实验实践教学一贯采用"以教为中心"的教学模式，强调知识的传授和记忆，实验实践教学成为中医药院校创新人才培养中的薄弱环节。中药学高等教育和实验实践教学模式面临诸多挑战，使得我国中医药院校毕业生的实验实践动手能力和创新创业能力与国外高水平大学毕业生相比存在一定差距。

一、理论与实践各环节常常相对独立，没有形成有机整体

目前，中药学研究生培养过程中，实践能力培养的形式和内容均较为单一。研究部分总体以验证性实验为主，缺乏创新意识的培养；与临床和产业应用相关的实践实习部分以校外单位的工作要求为主，缺乏与校内课题研究的有效融合。与此同时，主流考核评价体系又以理论考试为主，进一步加剧学生重知识、轻实践技能的倾向。

二、培养课程内容中的实践教学有限，没有凸显其重要性

现阶段，高等中医药院校多将课程分为通识教育课程、大类基础课程和专业课程三大门类。对于高等中医药院校拔尖创新人才培养来说，存在课程结构搭配不合理的问题。对于中药学研究生而言，目前实践实验类课程在课程中的比重仍然偏低，实践及应用能力培养以课堂教学为主，可能造成理论和专业实践偏离，不利于创新能力和解决实际问题能力的培养。因此，可以考虑将一半的实验课程置于校外实践基地，摆脱以课堂为主、照本宣科的旧范式。同时，应建立健全专业学位硕士研究生培养的双导师制，并在学术学位硕士研究生培养过程中也给予一定的校外指导，使研究生熟悉医药行业的实际情况。

三、校、院、企协同观念较为淡薄，没有展现协同性

虽然各大中医药院校不乏用于教学和科研的大型精密仪器，但限于成本、经费、实验平台等原因，大型设备资源仍有限，导致学生实践机会相对较少。此外，高精尖仪器对操作者的技能要求较高，仅靠实验课堂的短时间接触，不经过反复训练，学生很难熟练掌握其操作技能。基于信息技术的虚拟仿真实践平台可弥补以上不足。中医药院校应与时俱进，以全新视角重新审视中药学人才培养方案，直面社会需求，以中药现代化发展所需人才为核心，以提高学生科研创新能力为目的，对中药学相关专业实践教学改革进行深入探索。一方面，可采取互联网信息技术与实践教学深度融合的方式，依托先进的虚拟仿真实践平台，开展大规模在线实践技能培训，辅助实践教学；另一方面，依托科研基地建设教学实践基地，发挥横向联合的优势，建立集"教学－科研－成果转化"为一体的实践教学基地，将学生的实践环节落到实处，为学生提供丰富多彩的实践资源，让学生不出学校即可接触到各种各样的珍稀中药资源，为学生从事中药产业及相关工作打下坚实的实践基础，彻底解决以往存在的理论教学与实践教学相脱节、科研与产业发展相脱节的问题，为培养高素质创新型中药学人才提供有力保障。

第五节 中药学研究生教育质量保障体系现状分析

当前，高等中医药院校中药学研究生教育面临着需求量不断增大与扩招导致教育质量下降的矛盾，具体表现为已就业研究生的素质和能力与用人单位的期望偏离较大，职业适应性不强，解决问题的能力差。以上问题的根源在于研究生教育质量保障体系不能充分实现其功能，明显滞后于蓬勃发展的中药学研究生教育需求。

一、内部质量保障动力不足，体系不健全

中药学研究生教育质量保障体系仍处于探索与完善阶段，内部质量保障主体的主体意识尚待进一步增强。首先，培养单位存在新制度主义中的"惯性效应"，表现为对中药学研究生教育培养目标的认识不明确，存在"穿新鞋，走旧路"的现象，严重阻碍了中药学研究生教育的发展。其次，培养单位存在被动应付思想，主动保障意识不强。培养单位的内部质量保障体系仅为满足评估、认证需求，并非为达到质量管理目标而进行的主动行为。其保障体系也是局部、零散的，缺乏系统性，不能很好地发挥质量保障作用。

生源质量下降是人才教育质量存在的主要问题，而招生口径过宽是导致生源质量下降的重要原因。当前，中药学硕士研究生的招生主要是通过联考完成的。联考科目与专业知识相关性较小，尽管所有学生公平竞争，但考核方式较为僵化，考核结果可能难以完全体现学生的综合素质。相当一部分考生虽然专业知识水平较低甚至缺乏专业背景，但由于应试能力较强，初试成绩较高。再加上复试考核内容的多维性，使专业能力所占分值在综合成绩中相对降低，此类考生被录取的可能性加大。事实上，由于研究生的修业年限较短，缺乏弥补专业理论知识欠缺的时间，勉强毕业的研究生并不具备较强的科研与实践能力，这严重影响了教育质量。在专业实践环节，一些为满足国家相应办学要求而设置的实践基地不具备接纳学生实习的条件，甚至有些基地分配给学生的实际工作任务与专业相关性较低，实践导师与学校之间的沟通机制不健全。这些情形使学生真正参与实践的深度不够，加上实践考核标准较低，导致学生花费了时间，但成效不显著。

二、外部质量保障不协调，多主体协同度不高

在现有研究生质量保障体系构建过程中，政府既扮演办学者，又扮演管理者和

投资者的角色，对学校的管理和内部运行环节有一定行政干预，一定程度上制约了学校内部质量保障体系主体作用的有效发挥。受国务院学位委员会委托，教育部高等学校教学指导委员会进行教学合格评估。但教学指导委员会专家大部分来自办学单位，其既是规则的制定者，又是规则的受约束方，很难摆脱"裁判员"与"运动员"双重身份的质疑，评价结果缺乏客观性。教育质量的外部利益相关者除了行业协会，更主要是人才使用单位。由于缺乏协调机制和行业反馈机制，行业与用人单位话语权缺失，培养单位无法真正了解行业、企业用人需求，造成供需矛盾，直接影响学生就业。二者力量弱小、功能缺失的结果是不能独立开展为政府、高校和社会所认可的、有效的外部质量监督活动，人才培养与社会需求脱节，最终导致专业学位硕士研究生的能力不被行业、企业认可。

下篇 中药学研究生教育的
思考与探索

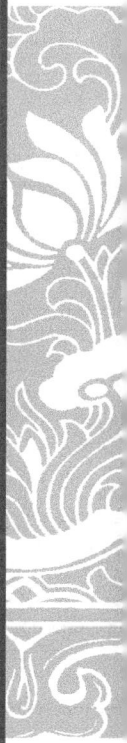

第四章　中药学研究生教育的原则与工作任务

第一节　中药学研究生教育的原则

新时代的研究生教育以"立德树人、服务需求、提高质量、追求卓越"为工作主线，先后实施两轮综合改革，整体保障研究生教育质量，培养创新人才方阵，为党和国家事业发展提供了有力的人才支撑。根据我国中医药事业对人才不同时期的需求，我国中医药研究生教育也在持续进行人才培养模式改革的探索与实践，改革过程中始终坚持传承精华与守正创新相统一、中医药思维与现代科学思维相统一、知识技能传授与实践创新相统一、学科特色与交叉融合相统一的基本原则。

一、传承精华与守正创新相统一

新时代、新征程、新理念、新格局赋予中医药传承创新发展新使命、新任务、新动能。以中国式现代化为引领，坚持原则契合、价值同源、实践同步、目标同向、学思践悟、与时俱进地深化对中医药的认识和把握，是推动中医药国际化发展的基本前提和重要保证。统筹世界百年未有之大变局和中华民族伟大复兴的战略全局，统筹推进"五位一体"总体布局和协调推进"四个全面"战略布局的伟大实践，践行新发展理念、加快构建新发展格局、实现高质量发展、增强发展的安全性主动权等系列重要决策和部署，使得中医药的功能地位更加重要，禀赋优势更加凸显。基于以上对新时代中医药资源禀赋的认识和把握，加深对中国式现代化的中国特色、本质要求、实践原则等重要阐述的深刻内涵的领悟，推进新时代中医药的国际化发展使命光荣、前景广阔、势在必行、意义重大。

正确处理传承与创新的辩证关系，关系到中医药的前途和命运。当前中医药发展，面临传承与创新的问题。大数据、人工智能等先进技术为中医药研究突破提供了有力支撑，多学科、跨行业合作为加快中医药现代化发展带来广阔空间。我们不能因为"创新"而忘记"守正"，也不能因为"守正"而不去"创新"，必须把"守正"与"创新"有机结合起来。如何把中医药这一祖先留给我们的宝贵财富继承好、发展好、利用好，是实现中国式现代化的时代必考题。这也是新时代中药学研究生教育需要重点关注的内容。

（一）传承精华是中药学研究生人才培养之基

中医药的精华，沉淀在汗牛充栋的中医药古籍中，流传在历代中医药大家的临床实践中，散落在疗效显著的民间验方中。这是中药学深厚的根基，也是中药事业发展的命脉。深入挖掘中药宝库中的精华，必须培养大批中药"专才"，才能使"国宝"代代相传。

中医药经典是中医药学的根源与智慧结晶，是中医药传承的精华。纵观历代医家，凡成为中医药大家者，无一不谙熟经典。而伴随着现代教育模式的快速发展和西医学科的强烈冲击，中医药教育该如何"回归经典"成为中医药专业人才培养的难题之一。诵读经典是中医药学生的基本功，是每一位中医学子必经之路。为此，新时代研究生教育应注重中医药经典课程的学习，从经典入手，根植于经典，使学生学有所宗。以首都医科大学中医药学院为例，针对中医学专业本科生的培养实施全程导师制，在入学之初即指导学生开展中医药原著阅读及中医药经典背诵，定期开展中医药经典能力等级考试等，使学生从中领悟中医精髓，树立中医药文化自信。

传承中医药经典理论，在中医药学专业人才培养中具有举足轻重的地位。伴随着中医药现代化的发展，亟须培养大量在精通经典理论的基础上，具备临床及科研创新能力的综合型人才。与基于自然科学的现代医学不同，中医药理论基于长期的医疗实践，并受到中国古代哲学思想的深刻影响，所以中医药教育历来重理论、重临床而轻实验，重理论推理和临床实践而轻实验操作，导致高等院校的中医药毕业生实验操作能力较差。因此，深化中医药基础理论课程的实验教学改革，大力培养学生的科研能力与创新思维显得尤为重要。在实验教学中，将现代科学实验研究方法引入中医药基础理论教学，学生可从中获取感性认识，加深对理论知识的理解；同时，学生在实验中也能掌握一定的实验技能，增强动手能力及分析和解决问题的能力。因此，中医药教育不仅要将中医药经典贯穿于教学始终，还要从中医经典理论的学习中走出来，不断汲取新的技术为传统中医药所用，真正做到历久弥新，使学生学有所用。这是中医药学子建立"文化自信""学科自信"的关键点。

研究生教育是中医药人才培养的主阵地。当前，研究生教育存在不同程度的中医药教育西化、中医药思维薄弱、中医药技能缺失等问题。中医药独具特色的技艺需要活态传承，中医临床技能、中药炮制工艺同样依靠口传心授，因此师承教育是岐黄之术薪火相传的关键。中医药院校应将以"个性化"为特征的师承教育与以"标准化"为特征的院校教育相结合，将传统教育的精髓融入现代教育体系之中，构建适应新时代的中药学教育体系，为中药学发展打下坚实的人才基础。面向未来，中药学研究生教育需传承精华，更需要跟上时代的脚步，坚持守正创新。

（二）守正创新是中药学研究生人才培养之本

守正创新，就是要坚持以中国式现代化为引领，认真把握其中所蕴含的基本逻辑、价值归属和实践遵循，统筹兼顾、系统谋划、整体推进。要守好新时代中医药国际化发展的本和源、根和魂，确保正确的国际化发展方向，同时突出创新，顺应时代发展要求，把握特性规律，积极识变、应变、求变，破除僵化守旧、故步自封的思想藩篱，打破因循守旧、各自为战的思维定势，依靠创新、创造、创优不断增强中医药国际化发展的新活力、新动能、新优势。要坚持问题导向、目标导向和结果导向，聚焦中医药国际化发展的现状、问题和对策，加深对新时代中医药国际化发展规律的认识和把握，力争现状摸得清、问题找得准、对策落得实。要突出重点、热点和难点，聚焦聚力中医药创新发展、开放发展和高质量发展最急迫、最重要、最根本的问题进行重点研究、集成创新和攻坚推动，加快形成新发展格局，增强中医药国际化发展的生存力、竞争力、发展力和持续力。

创新突破，让中医药更好地造福人类。加强研究论证，总结中医药防治疫病的理论和诊疗规律，组织科技攻关，既要用好现代评价手段，也要充分尊重几千年的经验，说明白、讲清楚中药的疗效。要加强研究生对古典医籍精华的梳理和挖掘能力的培养，促进中药新药研发和产业发展。我国中医药科研受到中药材资源保障、中药质量控制等瓶颈制约，中药研发及中药标准的国际竞争也日趋激烈。中药材种植生产、基原鉴定、炮制工艺、基于证据的临床疗效等，均与中药质量息息相关。针对中药质量管控，国家药品监督管理局还出台了系列文件。2020 年 10 月，国家药品监督管理局药品审评中心发布了《中药新药用药材质量控制研究技术指导原则（试行）》《中药新药用饮片炮制研究技术指导原则（试行）》《中药新药质量标准研究技术指导原则（试行）》，从中药材质量控制、药材制备方式等方面指导企业提升中药质量。2020 年 11 月，《中药复方制剂生产工艺研究技术指导原则（试行）》发布，提出中药复方制剂生产工艺研究要基于"质量源于设计"的理念，应以临床价值为导向，研究中的评价应体现复方整体质量特性。近年来，国家围绕战略需求及中医药重大科学问题，在中医药重点领域建设国家重点实验室，建立了一批国家临床医学研究中心、国家工程研究中心和技术创新中心，中医药产学研一体化创新模式也不断完善。新时代研究生教育更应聚焦关键问题，利用多学科融合及科研平台守正创新。

创新能力的培养是高等院校人才培养的重要目标之一。实验教学作为现代教育中被广泛运用且行之有效的一种教学手段，具有直观性、客观性和实践性等特点，发挥着理论教学不可替代的作用，是培养大学生动手实践能力及创新性思维的重要手段和途径。实验研究作为医学研究的一项重要手段，已逐步被引入中医药教学中，作为中医药理论课程的有益补充。教育工作者应通过现代科技手段的引入，将中医药抽象的理论具体化，从而实现现代与传统相结合、从宏观抽象到微观可见的目标。

基于此，中医药高等院校应当坚持在守正中创新，在创新中守正。具体而言，可包括以下几个方面：一是模式创新。立足中医药行业发展，以源于临床需求与经验推动产业创新研发，最终回归服务实践的特色"双服"为目标，"课程－平台－制度"三位一体，为研究生职业能力培养提供新的模式。二是课程创新。以职业能力不同要素的提升为主线，建立特色课程模块，创新科研能力特化训练、主题辩论赛特色内容，创建终身学习平台，编写应用性强的行业特色教材，为研究生课程体系的优化提供可借鉴的思路和方法。三是平台创新。打造实践训练校企双平台，创建海外实训平台，彰显中医药现代化、国际化特色，为研究生职业能力培养提供强有力的支撑。四是制度创新。创新性地建立研究生培养的轮岗学习制、带薪考核制和企业方评价制度，为研究生职业能力的提升和评估提供了制度保障。

二、中医药思维与现代科学思维相统一

中医药学是在中国传统文化背景下孕育、成长和发展起来的，以中国传统哲学为基础，以中国传统文化为背景，融合了生物学、理化数学、人文社会科学等多学科内容。王永炎院士曾指出："中医药学是科学与人文交融的学科，是永葆其青春的古代科学。"

中医药学植根于中国传统文化，孕育于中国传统文化，饱含着多种哲学思想和思维方法，如辨证思维、整体思维、变易思维、中和思维等。2009 年，教育部高等学校中医学类专业教学指导委员会主任委员张伯礼院士首次提出"中医思维"，引起了中医药高等教育领域的广泛热议。2012 年 12 月，中医思维被写入《本科医学教育标准——中医学专业（暂行）》（教高〔2012〕14 号），列为中医学专业毕业生基本要求之一。2013 年，教育部高等学校中药学类专业教学指导委员会成立。主任委员匡海学教授创造性地提出中药学专业人才培养应坚持"中医药思维和现代科学思维"并重的原则，并将其写入《本科中药学类专业教学质量国家标准》，将其列为中药学专业毕业生基本要求之一。自此，中医药高等教育如何进行思维培养，如

何评价思维培养的效果已成为中医药教育领域的焦点问题。

（一）中医药思维铸就研究生人才之根

中医药学的主要思维方式是植根于中国传统文化、体现中医药本质与特色、相对稳定的思维模式和方法，属于原创思维。中医原创思维是中医学发展与进步的灵魂，主要包括整体思维、意象思维、变易思维、中和思维、直觉思维及顺势思维六种。中医药学的思维方法是从不同角度、不同侧面进行的分类，各自不是孤立的、割裂的，而是相互渗透容纳的。如意象思维和直觉思维有很多相同之处，整体思维、意象思维、变易思维、中和思维等思维方法都体现了辨证思维的特征，意象思维、顺势思维又具有整体思维的特征。

中医药学的整体思维既表现在将人体本身看成一个有机的整体，也表现在从人与自然、社会环境的整体联系和统一中考察人体生理病理过程，并提出相应的养生治疗方法。中药配伍中的药性相合、相反也是从整体观的角度出发的。中药药性相合主要指的是药物在性能或功效上的相似或互补，通过配伍使用产生增效协同作用，提高药效；相反中的"十八反"是指某些药物合用时会产生或增强毒性，如甘草和海藻单独用无毒，但合用则有毒，"十九畏"则是指某些药物合用时会产生不良反应或降低药效。这些都体现了中医药学所要把握的不是机体的器官实体，不是药物的单一作用，而是药与人的整体功能结构关系。中医药学正是基于这一认识，广泛运用整体思维方法对机体进行宏观调控，从而在治疗许多疑难病上较西医更具独特优势。

中医药学的意象思维主要表现在取类比象上。这种思维方式也是受易学的影响而形成的，是以直观的形象、物象、现象为基础，以意象、应象为特征和法则来类推事物的发展变化规律，从而认识生命、健康和疾病的思维方式。西医讲的内脏系统是血肉的五脏，是解剖学上的脏器实体。中医的脏腑是一种思维模型，虽有实体基础，但更多的是生命的动态过程。中医用望、闻、问、切"四诊"诊病的过程，实际上就是观象、别象的过程。所谓辨证论治，本质上就是辨象论治。

中医药学的变易思维认为，人、自然、社会都在不断变化，中医药在处理人的生命问题上也要随着地理、气象、时间、环境及人的体质等情况的不同而变化，所以中医药是变化中的医学、运动的医学。中医药学的变易思维就是根据易理，将生命、健康和疾病看作是普遍联系和永恒运动变化着的过程，不仅重视疾病的传变转化，而且重视治疗的应变而动。

中医药学的中和思维认为，人体阴阳平衡是相对的，不平衡是绝对的。人不会永远无疾，中医药便有了永远存在的必要。中医药以阴阳为纲，阴阳和谐谓之

"平"，无论"调和"还是"杀伐"都求一个"平"。"平"即"中和"，医家实则是刚柔相济的和事佬。诸如和中、和气、和血、和伤、和乳、和金、和胃、和胎、和荣、和痛、和脾、和解、保和、中和、阳和、调和等治法，都很好地体现了这种思维方式。

中医药学的顺势思维表现在顺应自然趋势及事物的时序变化。无论是治则治法，还是养生预防，中医学都强调顺应人体气机之势，顺应正气抗邪之势，顺应脏腑、体质、情欲之势，顺应天时日月盈昃之势，顺应地理差异之势。这种思维方法既考虑了疾病过程中机体的各种反应，又考虑了各种内外因素对机体反应的影响。

（二）中医药思维和现代科学思维共铸研究生人才之魂

实践证明，中医药的思维方式无论是在揭示人体生理、病理现象及其变化发展的规律方面，还是在指导中医预防、诊断和治疗的临床实践方面，都是有效的。近年来，在中医药高质量发展需求的推动下，医学院校在培养学生中医药传统思维的基础上，还需要使其具备科学思维方式，有必要在传授中医经典、经方的同时开展中医药特色实验教学，进行实验技能培训，培养学生团队协作意识和动手能力、创新能力，以及培养学生实事求是的科学态度。

从历史角度看，中医药是在长期的实践检验中不断概括、不断完善的一门传统医学，主要研究整体层次上的机体反应状态及状态变化规律，注重人与自然、天地、四季等的协调关系，运用望、闻、问、切等方法进行诊断治疗，并以"证"为基础进行辨证论治。现代医学则是在近代以来科技进步和社会变革的推动下迅速发展起来的一门现代科学，主要从分子、基因、细胞等微观角度认识和治疗疾病，运用视、触、叩、听等方法进行诊断治疗，并以"症"为基础进行辨病论治。

从理论角度看，中医药和现代医学有着不同的思维方式和认知范式。中医药以阴阳五行理论为核心，强调生命活动的动态平衡和整体性；现代医学以物质能量理论为核心，强调生命活动的因果关系和局部性。中医药以经络系统为主要载体，认为气血运行于经络之中，并通过经络联系全身各部位；现代医学以神经－内分泌系统为主要载体，认为神经信号和激素在神经－内分泌系统中传递，并通过神经－内分泌系统调节全身各器官的功能。中医药以气、血、津液、精神等概念描述生命活动，现代医学以细胞、组织、器官等概念描述生命结构。

从实践角度看，中医药和现代医学有着不同的优势和局限。中医药具有简便验廉、个体化定制、预防重于治疗等特点，在处理复杂多样的疾病方面有一定优势，但也存在理论缺乏严密性、效果缺乏客观性、质量缺乏标准化等问题，在处理急危重症方面有一定局限性。现代医学具有精确高效、客观可验证、标准统一等特点，在处理急危重症方面有一定优势，但也存在过度依赖技术手段、忽视个体差异、不良反应较多等问题，在处理复杂多样的疾病方面有一定局限性。

（三）"中医药思维＋"拓展研究生人才的未来

中医药思维是中医药学的精华，也是中医药人才培养的核心。培养高质量中医药人才，既要遵循中医药人才成长规律，坚守中医药思维，又要创新完善中医药高等教育标准体系。构建"中医药思维＋"育人机制，就是要将中医药思维深度融入中医药高等教育思想观念、中医药人才培养目标、人才培养模式的各要素及人才培养体系各环节中，推动中医药思维成为贯穿中医药人才培养全过程的主题和主线，系统、科学、高效地建立"中医药思维＋"育人模式，推动中医药高等教育改革与高质量发展。

中医药思维与传统文化融合，发挥"以文化人"的重要作用。中医药学的哲学体系、思维模式、价值观念与中华优秀传统文化相互贯通、一脉相承，中医药学也是中华优秀传统文化的重要组成部分。中医药思维中的整体观念、辨证论治、取象比类等思想蕴含着中华民族对生命认知的独特方式。培养中医药思维，就是将中医药传统文化价值观以"春风化雨、润物无声"的方式融入立德树人的根本任务中，提升中医药人文素质教育质效，引导学生树立正确的世界观、人生观、价值观，培育真正有"中医药魂"的中医药人才。

中医药思维与哲学融合，筑牢中医现代化的思想根基。中医临床思维是在整个医疗过程中，对患者所患病证或相关事物及现象进行一系列的调查研究、分析判断，形成决策、实施和验证，以探求其疾病本质与治疗规律的思维活动过程。中医现代化进程中，深刻理解中医临床思维方式是关键，中医药人才培养过程也是如此。加强中医临床哲学思维的探索和研究，有助于引导中医药学子在专业学习和临床实践中自觉调整思维方向、探索思维规律、发展思维技巧，为有效提高中医药人才培养质量筑牢思想根基。

中医药思维与师承教育融合，发挥独具特色的传承优势。中医师承教育是独具特色、符合中医药人才成长和学术传承规律的教育模式，是中医药思维养成的有效载体，是中医药人才培养的重要途径。培养优秀的中医药人才离不开一代又一代名医大家的言传身教，"师父"的言行对"徒弟"的中医药思维塑造效果更为直观。

中医药思维与新医科融合，培育创新，培养复合型人才。2020 年，《国务院办公厅关于加快医学教育创新发展的指导意见》印发，提出以"四新"引领医学教育创新发展，即以新理念谋划医学发展、以新定位推进医学教育发展、以新内涵强化医学生培养、以新医科统领医学教育创新。中医药在新型冠状病毒疫情防治中发挥的重要作用，充分展现出中医药在病前预防、病中治疗、病后康复全过程中具有的系统性优势，与健康中国战略中"服务人类全生命周期健康"的理念极为契合，受到各级政府部门的高度重视和人民群众的充分认可，也为中医药在"新医科"建设中赢得了发展机遇。

中医药思维与数字化融合，赋能中医药教育变革。随着"数字时代"加速演进，包括人工智能、第五代移动通信技术、物联网、大数据等在内的数字技术创新进入一个前所未有的活跃期，人类社会正在数字科技引领下发生深刻改变。"互联网＋中医药""互联网＋教育"都是当下热门的发展方向，中药溯源全程化、生产智能化，智慧医院，互联网中医……数字技术给中医药发展带来全新的思路和方法，从传统产业向战略性新兴产业快速转型升级。同样，以互联网、开放平台、大数据、人工智能应用为基础，创新教育教学的组织模式、教学模式、服务模式等，从原来"工业经济时代"的工厂式人才培养体系走向未来"数字经济时代"个性化的终身学习体系，正与中医药人才培养的独特规律和个性化要求相契合。

构建"中医药思维＋"理念绝不是中医药思维与中医药人才培养相关环节的孤岛式、浮萍式、片面式"混搭"，而是架构"中医药思维与中医药人才培养相协调、相融合"的教育教学新生态，从而实现中医药思维核心价值的最大化，彰显中医药思维培养对中医药人才培养的重要支撑作用，进而推进中医药高等教育教学综合改革，促进中医药高等教育科学发展。要通过建立"中医药思维＋"育人机制，在中医药高等教育中持续探索中医药思维与中医药人才培养的系统整合、有机结合、深度融合，进一步完善具有鲜明中医药特色的人才培养模式，全面提升中医药人才培养质量，为健康中国建设提供强大的人才支撑。

基于此，中医药高等院校研究生教育应当不断加强顶层设计，优化专业人才培养目标和课程目标，构建以中医药思维为主线的课程和实践教学体系，实施以中医药思维为主线的教学内容更新、教学模式改进、教学方法优化、教学手段创新、质量评价完善等方法和途径，推进中医药人才培养模式综合改革，实现中医药人才培养的鉴古纳今、推陈出新，最终形成中医药思维与中医药人才培养的全过程深度融合模式，构建中医药思维与中医药人才培养相协调、相融合的教育教学新生态，充分发挥中医药思维和现代医学思维的各自优势，实现两种思维的有机结合和深度融合。具体而言，可以从以下几个方面着手：一是加强中医药的现代化研究与教育，利用现代医学的技术方法探索中医药的科学内涵和作用机理，提高中医药的理论水平和临床效果。二是加强现代医学的人文教育，借鉴中医药的整体观念和系统观念，培养研究生以人为本和辨证论治的思维方式。三是加强传统思维与新思维结合的实践探索，根据不同疾病的特点和阶段，采用中西医相互补充、相互协调、相互促进的方式进行诊断治疗，提高中西医结合的综合效益和社会认可度。四是加强中医药的国际交流与合作，积极推广中医药在全球范围内的应用与普及，增进国际社会对中医药文化价值和科学价值的了解与尊重，提高中医药在世界卫生事业中的地位与影响力。

三、知识技能传授与实践创新相统一

在国家大力扶持和促进中医药发展的时代背景下，中医药行业突飞猛进，企业对研究生职业能力提升的要求日益迫切。中医药院校是为中医药企业和中医临床输送高层次人才的主要阵地，然而传统研究生培养模式重理论、轻实践，重基础、轻应用，学生学习能力强，具备一定的科学研究和创新能力，但迅速胜任企业和临床工作岗位要求的职业能力偏弱，学生能力与实际需求出现了一定程度的脱节。这一情况制约了中医药行业的发展，也阻碍了学生职业理想的实现和自我价值的实现。针对上述问题，中医药院校应以服务企业、服务临床的"双服"为导向，以满足需求、提高质量为主线，着力全面提升研究生职业能力，开展师资、课程群、实践平台、管理制度、创新激励和质量评价等方面的改革工作。在夯实理论的基础上，突出中医药特色，强化应用新技术、新方法解决行业实际问题能力的培养，加强专业实践课程设置和实训基地建设，严格实践考核，提高研究生胜任企业和临床不同岗位的能力。

（一）能力培养是重中之重

随着科技的进步和大健康产业的迅猛发展，社会对于中医药专业毕业生的要求不仅局限于医学技术、科学研究，还要更广泛地涉及伦理道德、价值观、职业道德、交流沟通等人文素质，以及社会观、大卫生观、大健康观等。长期以来，中医药人才培养一直以传统的讲授式教学为主，通过传授已有的文化科学知识，使学生掌握中医药学科的发展过程，在教学过程中主要强调知识的记忆、模仿和重复练习。一方面受到扩招后教育资源日益紧张的影响，另一方面是对学生能力目标的界定与社会的期望和需求还存在差距。究其根本，仍然是在思想上重视知识的继承而忽视能力的培养。

（二）知识技能传授与实践创新相结合是根本要求

当代中药学研究生职业能力要素的构成包括五个方面：一是基本素养，即具有爱岗敬业和创新精神，坚守学术诚信，具有中医药系统理论知识和中医药思维能力，具有良好的英语应用和信息分析等能力。二是科学研究能力，即具有中药学专业理论知识和实验技能，结合现代生命科学知识，形成研究思路和方法，能够独立从事

专业科学研究。三是专业实践能力，即具有运用中药学理论知识和专业技能，认识、分析、解决企业和临床实际问题的能力。四是协调协作能力，即具有在企业和临床不同部门之间相互协调，以及与同事和其他专业人员有效沟通与团结协作的能力。五是持续发展能力，即具有持续学习和终身学习的能力，主动进行知识更新和技能提高，通过不断自我完善以适应职业发展需要。

基于此，中医药高等院校研究生教育要强化实践教学，通过临床实习、实验室操作等方式，提高学生的实践能力和操作技能；要重点培养创新精神，鼓励学生勇于探索、敢于创新，培养其批判性思维和解决问题的能力；要加强实践与创新的相互促进，将实践教学与创新教育相结合，使学生在实践中发现问题、创新性地解决问题。具体而言：一是优化导师队伍，实行学校与中医药产业的双导师制，适应"双服"的培养需要，制定"引进来、走出去"的措施，针对高校导师偏重基础研究的特点，引入应用研究经验丰富的产业导师，建立校内外双导师制；支持校内导师进入企业和临床兼职，将理论知识和产业实际结合起来，加强双导师的双向流动，形成研究生联合指导共同体，覆盖职业能力不同要素的培养。二是对接行业需求，设置研究生职业能力培养特色课程群，优化特色课程内容，将思政教育融入专业课程，增设中药应用型专业课程，开设研究生科研能力特化训练课程，串联科研不同环节，循序渐进，将基础理论与实践应用全面结合，促进科研能力的提升。三是创新特色教学指导及管理方法，推进"研究型"教学，融合"专题研究式教学""师生互动式教学""案例式教学"等不同类型的教学方法。四是加强行业协作，打造研究生职业训练双平台，即海内外合作与多学科交叉的校内实训平台，以及校企融合、医药相长的企业实训平台，以高校为纽带，促进企业和临床平台的交流与互动，增加研究生的知识广度，增强岗位胜任力。五是服务行业发展，创建研究生联合培养的轮岗学习制度，助推研究生提高协调与协作能力，增强岗位适应性。

四、坚持学科特色与交叉融合相统一

中医药事业高质量传承创新发展，离不开中医药传统精髓与现代科技的深度融合。这就要求中药学研究生人才培养必须紧密对接国家重大战略和中医药行业产业发展需求，强化学科交叉融合发展的顶层设计与战略布局，构建多学科交叉协同育人的新模式、新格局，从而构建拔尖创新人才培养的新高地。

（一）新医科拓宽中药学研究生人才培养新思路

新医科建设是教育强国、健康中国战略的题中应有之义。当前，学科交叉汇聚和跨领域创新逐渐成为医学发展的重大趋势，新医科建设正积极呼唤复合型拔尖创

新人才。习近平总书记在 2016 年的全国卫生与健康大会上发表重要讲话，强调要把人民健康放在优先发展的战略地位，努力全方位、全周期保障人民健康，为实现"两个一百年"奋斗目标、实现中华民族伟大复兴的中国梦打下坚实的健康基础。医疗卫生事业是人民群众安居乐业的重要保障，大力发展医疗卫生事业，对于构建社会主义和谐社会，满足人民群众日益增长的医疗卫生需求，促进经济社会协调发展，具有重要意义。

创新是新时代医学教育改革发展的生命线，加强新医科建设是中药学专业谋求新发展空间的重要突破口。中药学研究生教育要重视将传统医学教育与更多的新兴前沿学科进行有效整合，升级完善为更符合健康中国战略需求、引领全球医学创新的中国特色中医药教育新形式，比如将传统医学与工程技术紧密结合，培养擅长运用互联网、人工智能、健康大数据等知识解决未来医学领域前沿问题的高层次医学创新人才。新医科是新时代赋予医学教育的重要使命，更是新时代中医药人才培养的重中之重。在大力发展新医科的背景下，中药学研究生教育要坚持自身学科特色，注重培养学生在实践中自觉建立中医药思维，在技术探索中自觉促进中医药与多学科交叉融合、联合研究，用现代科学解读中医药学原理，推进中医药现代化，处理好中医药传承与创新之间的关系。

（二）学科交叉是中药学研究生人才培养的趋势

学科交叉是培育新的学科增长点的重要途径。中药学与理学、工学、农学等学科的交叉融合，符合未来中医药学发展的规律。高等院校高层次人才培养应主动适应经济社会发展的外部需求和学科自身专业发展的需要，促进医学与人工智能、大数据等高端智能技术等学科的交叉融合。诸多"双一流"建设高校在把握自身原有优势、坚持特色的基础上大力发展学科交叉，极大地推进了医学版块、中医药教育版块的发展。

顶层设计方面，清华大学出台了《关于促进跨学科交叉研究的指导意见》及系列配套文件，成立了跨学科交叉研究工作领导小组和跨学科交叉科研机构管理办公室；四川大学成立了由优秀学者和管理部门人员共同构成的学科交叉发展专家咨询委员会，围绕十大交叉学科群的建设，制定和完善鼓励学科交叉的相关政策，落实研究生跨学科招收、培养、学位授予的细则。两所高校都在领导体制、制度设计方面为推进跨学科交叉工作做好了顶层设计。

人才培养方面，上海交通大学构建符合新时代需求的新医科人才培养体系，规划和推进新时代背景下的新医科建设与实践，探索医学从"以生物医学科学为主要支撑的医学教育模式"向"医文、医工、医理、医 X 交叉学科支撑的医学教育新模式"的转变；天津大学瞄准"健康中国 2030"国家战略发展目标，以"医工结合"为起点，与天津医科大学联合创办新专业，共同培养、共同颁发毕业证书，走出一条不同寻常的"天大路线"。可以说，建立适应时代需求的人才培养模式，对于医药类学科的交叉融合发展极为有利。

科学研究方面，北京大学很早就设立了医工学科交叉种子基金，目前逐步发展为联合研究种子基金，形成以医学问题为牵引，优势互补、协同创新的发展优势；华中科技大学不遗余力打造平台，从政策到执行，从蓝图到行动，为医工、医理合作奠定坚实基础，为促进医工、医理融合擦出创新火花。由此可见，鼓励交叉融合、协同创新、项目驱动、平台支撑，一系列学校层面的创新设计使科研人员迸发出无限激情。

学科建设方面，哈尔滨工业大学成立医学与健康学院，高起点布局以健康为主要方向的医工交叉学科，加快建成实用的交叉开放共享平台和共享机制，推动医工学、新医学、健康学三大模块深度交叉融合；北京航空航天大学成立医工交叉创新研究院，旨在前沿探索、大科学平台建设及应用转化方面超前布局，在医学与医工交叉产业领域，与全球精英携手，共同打造中国"医工硅谷"。学科建设应立足于国际医学领域前沿问题，立足于国家重大战略需求，立足于自身现有优势，大力发展新型交叉学科，催生新的学科增长点。这些都为中药学学科未来的发展提供了可复制的经验。

基于此，中医药高等院校在研究生培养过程中，应主动适应"健康中国"等国家战略需要，充分发挥办学特色，注重改变思维定式，坚持学科特色与交叉融合相统一的原则。一是坚持创新驱动引领，构建中医药交叉学科布局。在中医药院校中创建生物医学工程等新型学科，增设生物医学工程、计算机科学与技术、数据科学与大数据技术、智能医学工程等专业，为实现中医药学与工程学的交叉融合奠定学科基础。二是深化医教研产融合，创新人才培养模式。强化"学科、科教、产教"多维融合，汇聚"高校、医院、企业"多方优势，深入开展"课程共建、平台共筑、师资共培"，构建开放共享、多方协同的育人体系，营造良好双创生态环境，强化现实需求和教育教学的有机衔接，以科研项目培养学生创新思维能力，以企业生产研发培养技术革新能力，创建了医工交叉拔尖创新人才培养试验区。三是汇聚交叉融合资源，驱动中医药原始创新。创新组织机制，集聚高端学科交叉人才，成立以中医药交叉创新为特色的研究中心，打破学科专业壁垒，汇聚具有医、理、工等不同学科背景的高精尖人才资源，打造了"中医药 +"科技创新的高地，充分发挥学校的多学科、多平台优势，以交叉学科的技术方法科学阐释中医药，激发中医药原始创新动力，产出一系列引领科学前沿的研究成果；加强与 IT 产业的密切合作，共建中医药数据中心、智能中医现代产业学院，形成跨学科、跨单位、跨区域开展人才培养的新格局，推动中医药现代化进程，加快中医药原创技术国际化进程，拓展中医药健康产业的广度。

第二节　中药学研究生教育的重点工作任务

一、加强思想政治工作，健全"三全育人"机制

完善思想政治教育体系，提升研究生思想政治教育水平。开全开好研究生思想政治理论课，推进习近平新时代中国特色社会主义思想进教材、进课堂、进头脑。加强研究生课程思政，建成一批课程思政示范高校，推出一批课程思政示范课程，选树一批课程思政教学名师和团队，建设一批课程思政教学研究示范中心。配齐建强研究生辅导员队伍，全面落实专职辅导员专业技术职务、行政岗位职级"双线"晋升政策，探索依托导师和科研团队配备兼职辅导员。加强研究生心理健康教育、职业规划和就业创业服务。将研究生思想政治教育评价结果作为"双一流"建设成效评价和学位授权点合格评估的重要内容。

发挥导师言传身教的作用，激励导师做研究生成长成才的引路人。导师是研究生培养的第一责任人，要了解掌握研究生的思想状况，将专业教育与思想政治教育有机融合，既做学业导师又做人生导师；要率先垂范，以良好的思想品德和人格魅力影响和鼓舞研究生；要培养研究生良好的学风，严格要求研究生遵守科学道德和学术规范。

提高研究生党建工作水平，强化党组织的战斗堡垒作用。创新研究生党组织设置方式，探索在科研团队、学术梯队等中建立党组织。选优配强研究生党支部书记，充分发挥研究生党员的先锋模范作用。持续开展新时代高校党建示范创建和质量创优工作，做好高校"百个研究生样板党支部"和"百名研究生党员标兵"遴选培育工作。

二、对接高层次人才需求，优化规模结构

以服务需求为导向，合理扩大人才培养规模。坚持供给与需求相匹配、数量与质量相统一的原则，保持与经济社会发展相适应、与培养能力相匹配的研究生教育发展节奏。博士研究生招生规模适度超前布局，硕士研究生招生规模稳步扩大。招

生规模要统筹考虑国家需求、地区差异、培养条件、培养质量等因素，实行动态调整，差异化配置。

优化培养类型结构，大力发展专业学位研究生教育，稳步发展学术学位硕士研究生教育，以国家重大战略、关键领域和社会重大需求为重点，增设一批硕士、博士专业学位类别。新增硕士学位授予单位原则上只开展专业学位研究生教育，新增硕士学位授权点以专业学位授权点为主。各培养单位要根据经济社会发展需求和自身办学定位，切实优化人才培养类型结构。

适应社会需求变化，加快学科专业结构调整。建立基础学科、应用学科、交叉学科分类发展新机制，按照"单位自主、市场调节、国家引导"的调整思路，不断优化学科专业结构，健全退出机制。设立新兴交叉学科门类，支持战略性新兴学科发展。完善"双一流"建设动态监测与调整机制，引导建设高校和学科主动服务国家重大战略需求。

优化布局结构，服务国家区域发展战略。完善省域研究生教育布局，建设区域性研究生教育高地。支持雄安新区、粤港澳大湾区、长三角、海南自由贸易试验区和长江经济带等区域发展优质研究生教育，振兴东北地区研究生教育。支持中西部地区发展与国家及区域战略相匹配的学科专业。

坚持质量导向，完善学位授权审核工作。将深化科教融合、产教融合作为学位授权点布局的重要参考因素。持续推动省级教育主管部门统筹开展硕士学位授权审核工作，为区域经济社会发展提供有力支撑。稳步推进学位授权自主审核工作，继续放权给符合条件的高等学校自主审核增列学位授权点，自主设置一级学科、新兴交叉学科和专业学位类别。加强对中西部地区和高水平民办高校学位授权的支持。探索高水平应用型本科高校申请开展专业学位人才培养。

三、深化体制机制改革，创新招生培养模式

深化招生计划管理改革，健全供需调节机制。建立健全与经济社会发展相适应的研究生招生计划调节机制。实施国家关键领域急需高层次人才培养专项招生计划。招生计划向重大科研平台、重大科技任务、重大工程项目、关键学科领域、产教融合创新平台以及"双一流"建设取得突破性进展的高校倾斜。在博士研究生招生计划管理中，积极支持严把质量关和博士研究生分流退出比例较大的培养单位。在硕士专业学位研究生招生计划管理中，积极支持有效落实产教融合机制的培养单位和高水平应用型高校。继续在部分高水平研究型大学实施博士研究生招生计划弹性管理。在现有财政拨款制度基础上，探索实施以国家重大科学研究、工程研发等科研

项目承担培养成本的科研项目博士研究生专项招生计划。探索建立研究生招生计划管理负面清单制度，对学位点评估、博士论文抽检、师德师风、考试招生违法违规等问题突出的培养单位予以必要限制。

深化考试招生制度改革，精准选拔人才。完善分类考试、综合评价、多元录取、严格监管的研究生考试招生制度体系。深化硕士研究生考试招生改革，优化初试科目和内容，强化复试考核，综合评价考生考试成绩、专业素养、实践能力、创新精神和一贯学业表现等，择优录取；研究探索基础能力、素质考试和招生单位自主组织的专业能力考试相结合的研究生招生考试方式。健全博士研究生"申请—考核"招生选拔机制，扩大直博生招生比例，研究探索在高精尖缺领域招收优秀本科毕业生直接攻读博士学位的办法。

完善科教融合育人机制，加强学术学位研究生知识创新能力培养。加强系统科研训练，以大团队、大平台、大项目支撑高质量研究生培养。推进硕博贯通培养，实行培养方案一体化设计。聚焦数理化、文史哲等基础学科，以强化原始创新能力为导向，实施高层次人才培养专项计划。

强化产教融合育人机制，加强专业学位研究生实践创新能力培养。实施"国家产教融合研究生联合培养基地"建设计划，重点依托产教融合型企业和产教融合型城市，大力开展研究生联合培养基地建设，着力提升研究生实践创新能力。科学规划、布局建设集成电路、人工智能、储能技术等国家产教融合创新平台，实施关键领域核心技术紧缺博士人才自主培养专项计划。鼓励各地各培养单位设立"产业（行业）导师"岗位，加强专业学位研究生"双导师"队伍建设。推动行业企业全方位参与人才培养，通过设立冠名奖学金、研究生工作站、校企研发中心等措施，吸引研究生和导师参与研发项目。大力推进专业学位与职业资格的有机衔接。

加强关键环节的质量监控，完善分流选择机制。培养单位要加强关键环节的质量监控，完善研究生资格考试、中期考核和年度考核制度。加大分流力度，对不适合继续攻读学位的研究生及早分流。畅通分流选择渠道。分流退出的博士研究生，符合硕士学位授予标准的可授予硕士学位；未达到学位授予条件的研究生，毕业后在一定时间内达到相应要求的，可重新申请授予学位。完善研究生学业相关申诉救济机制，加强研究生合法权益保护。

深化开放合作，提升国际影响力。打造"留学中国"品牌，吸引优秀学生来华攻读硕士、博士学位，完善来华留学生招生、培养等管理体系，保障学位授予质量。鼓励培养单位与国际高水平大学建立研究生双向交流机制，支持双方互授、联授学位。支持引进国外优质教育资源，建设高水平中外合作办学机构，推动高层次人才培养和学科建设。优化国家公派出国留学研究生全球布局。创新国际组织人才培养项目，加大国际组织后备人才培养力度。

四、全面从严加强管理，提升培养质量

健全内部质量管理体系，压实培养单位的主体责任。培养单位要完善质量控制和保证制度，抓住课程学习、实习实践、学位论文开题、中期考核、论文评阅和答辩、学位评定等关键环节，落实全过程管理责任，细化并强化导师、学位论文答辩委员会和学位评定委员会权责，杜绝学位"注水"。推动培养单位探索建立学位论文评阅意见公开等制度，合理制定与学位授予相关的科研成果要求，破除"唯论文"倾向。加强教学质量督导，提升信息化管理水平。

强化导师岗位管理，全面落实育人职责。培养单位要严格导师选聘标准，加强导师团队建设，明确导师权责，规范导师指导行为，支持导师严格学业管理；将政治表现、师德师风、学术水平、指导精力投入等纳入导师评价考核体系。加强兼职导师、校外导师的选聘、考核和培训工作。建立国家典型示范、省级重点保障、培养单位全覆盖的三级导师培训体系。鼓励各地各培养单位评选优秀导师和团队。

加强学风建设，严惩学术不端行为。培养单位要完善学风建设工作机制，将科学精神、学术诚信、学术（职业）规范和伦理道德作为导师培训和研究生培养的重要内容，把论文写作指导课程作为必修课。抓住研究生培养的关键环节，健全学术不端行为预防和处置机制，加大对学术不端行为的查处力度。

完善质量评价机制，破除"五唯"评价方式。聚焦人才培养成效、科研创新质量、社会服务贡献等核心要素，健全分类多维的质量评价体系，扭转不科学的评价导向。鼓励引入第三方专业机构对研究生培养质量进行诊断式评估。加强研究生教育质量监测，探索开展毕业研究生职业发展调查。

加强外部质量监督，严格规范管理。统筹运用学位授权点合格评估、质量专项检查、学位论文抽检等手段，强化对培养制度及其执行情况的评价诊断。严格规范培养档案管理，探索建立学术论文、学位论文校际、馆际共享机制，将学位论文作假行为作为信用记录纳入全国信用信息共享平台。推动建立优秀学位论文示范制度，鼓励培养单位和学术组织开展优秀学位论文评选。扩大学位论文抽检比例，提升抽检科学化、精细化水平。对无法保证质量的学科或专业学位类别，撤销其学位授权。对问题严重的培养单位，视情况限制其申请新增学位授权。

五、切实加强组织领导，完善条件保障

全面加强党的领导，确保正确办学方向。培养单位各级党组织要坚持以习近平

新时代中国特色社会主义思想为指导，全面贯彻党的教育方针，坚持社会主义办学方向，坚守研究生教育的意识形态阵地。培养单位党委会要把加快研究生教育改革发展纳入重要议题，认真研究部署，积极推进落实。

切实做好经费保障，完善差异化的投入机制。完善研究生教育投入体系，加大博士研究生教育投入力度，研究建立差异化生均拨款机制，加大对基础研究和关键核心技术领域研究生培养的支持力度。完善培养成本分担机制，合理确定不同类型研究生教育的学费收费标准，健全教育收费标准动态调整机制，鼓励培养单位使用科研项目资金支持研究生培养。

改革完善资助体系，激发研究生学习积极性。完善政府主导、培养单位统筹、社会广泛参与的研究生资助投入格局。根据经济发展水平和物价变动情况，建立完善资助标准动态调整机制。加大对基础学科和关键领域人才培养的资助力度。培养单位要完善奖助学金评定标准，充分发挥奖学金的激励作用，探索建立动态调整的"三助"制度。适时调整国家助学贷款标准，给予家庭经济困难的研究生更多支持。

加强管理队伍建设，提升管理服务水平。各培养单位要加强研究生院（部、处）建设，强化管理职责，保障办公条件；健全校、院（部、系、所）两级研究生教育管理体系，加强基层管理力量，按照研究生培养规模配齐配强专职管理队伍；加强管理人员培训，提高专业化服务水平。

强化组织保障，确保改革措施落地见效。各级教育、发展改革、财政主管部门要加强宏观指导，强化资源配置，保障研究生教育投入。充分发挥国务院学位委员会学科评议组、全国专业学位研究生教育指导委员会等专家组织和行业学会的作用，加强研究生教育研究、咨询和指导。支持有条件的高校建设研究生教育专门研究机构。各地各培养单位要认真制定落实方案，加强宣传引导，为深化研究生教育改革、建设研究生教育强国作出应有贡献。

第五章　中药学研究生教育的探索与实践

多年来，传统中药学研究生人才培养模式为我国医药事业培养了数以万计的高级专业技术人才，为我国中药学及有关领域的发展作出了巨大贡献，但受历史条件的限制等多方面原因的影响，也存在严重不足。为此，我国中药学高等教育领域的专家、学者、导师、学生等付出了艰辛的努力，对中药学研究生人才培养的理念、过程、制度、管理等进行深入探索，取得大量经验。

第一节　教育教学制度的建立与实施

研究生教育作为学历教育的"塔尖"层次，肩负着培养造就大批适应党和国家事业发展需要的高层次人才的重要使命。为适应我国中医药事业发展对中药学专门人才的迫切需求，完善中药学人才培养体系，创新中药学人才培养模式，提高中药学人才培养质量，依据我国研究生招生程序，各大高校建立了比较完善的中药学研究生招生、培养和管理制度。

一、中药学研究生的培养方式

在学术学位和专业学位研究生教育迅速发展的背景下，高等院校都面临着同类院校不断增多、招生规模持续扩大、学生人数大幅度增长的状况。高校之间人才培养的优势与特色如果体现得不突出，极易造成学校"千校一面"、学生"万人一面"的现象，特别是以中医药办学为主、专业辐射面相对较窄的学校，在办学方面将失去竞争优势。

中药学研究生教育基本形成全日制和非全日制研究生教育互为补充、学术型学位和专业学位并重发展的中药学研究生教育体系。当前，各大中医药院校依然持续积极创新具有中医药特色的人才培养方式，探索构建以中医药为主体、多学科协调发展、学位类型多元化、培养层次完备的人才培养格局，以适应新时期中医药发展。

（一）导师制与师承结合的培养方式

导师制与师承结合的培养方式是在传承经典中医药教育理念的基础上，针对新医科推行的医药教育改革实践，是中药学创新人才培养将理论与实践紧密结合的有益尝试。其特点是强化中医药思想、强化名医药学家学术经验继承、强化临床用药能力，培养集院校教育与师承教育优势于一身的中医药人才。辽宁中医药大学开设的特色中医药传承班实行双导师制：即聘请一名省级名医，采取"师带徒"方式一对一指导学生，以强化其中医药思想和临床能力；另聘请一名导师培养学生科研创新能力。调查显示，95%的用人单位认为该培养模式更适合造就中医药临床人才，特色中医药传承班学生的中医思维及诊治重病、疑难杂症的能力明显强于其他类型学生。

（二）校企联合培养方式

校企联合培养模式的特点是重基础、重实践、重应用，培养实用型中医药人才。利用高等院校与企业两种各具特色的师资资源、设备资源、人才资源、社会资源和环境资源等，发挥各自优势，取长补短，综合利用，采取将高校课堂理论教学与企业实际生产实践训练有机结合的方式，培养能够满足不同用人单位、不同岗位需求且综合素质高、创新能力强的高层次中医药人才。高校与企业结合，共同参与研究生的培养，充分发挥各自在科学研究、创新人才培养、资源与信息共享整合等方面的优势，可实现优势互补、互利互惠，增强自身的综合实力和社会竞争力，促进双方更好更快地发展，从而培养出德智体美劳全面发展的中医药人才。

（三）学科交叉培养方式

学科交叉培养是高层次人才培养的重要途径。对于中药学研究生而言，多学科交叉融合是推进中医药事业发展的现实必然。医工协同、医农协同是在发展中医药的基础上，针对"新工科""新农科"推行的教学改革尝试，是将医药基础学科与现代产业发展紧密结合的大胆探索。然而，由于跨学科学习可能需要较长的时间来熟悉多个学科的知识，将这些知识融合在一起的过程也可能更加复杂和耗时。现阶段，各院校更倾向于选择直博或硕博连读的研究生进行跨学科人才培养，导致一些已经学习过多个学科、对各学科有一定基础的学生被拒之门外。然而，对于这些学生来说，在多个学科的交叉领域进行探索，相比传统的、已经研究得较为深入的经典学科，可能更容易和更早地产生创新性的成果。因此，学科交叉培养制度的设置应有更大的灵活性，例如适当延长培养年限、丰富招收研究生的学位类型设置、增加阶段性培养等。

（四） 国际协同双学位培养方式

中医药凭借独特的理论体系和在康复、养生、保健方面的显著优势受到世界的广泛关注，国际化已成为中医药发展的主题之一。中医药人才培养方式也要适应国际化的需要，着重培养掌握中医药文化精髓、中医药研究、中医药产业经营、国际贸易与国际化发展服务的复合型人才。国际协同双学位培养模式是强化专业能力、外语水平与国际交流能力，培养具有较高外语水平、面向国际的中医药外向型人才的重要方式。南京中医药大学、中国医科大学从2016年开始，依托"中药国际化人才培养双学位项目"开展了"1+1+1"硕士研究生双学位项目。在这种模式下，研究生可在相对较短的时间内同时获得两个独立学位（第二学位与本专业相关）。这可以促进研究生专业知识面的扩大，还可以发展其跨学科思维和工作能力，扩大就业领域。

（五） 轮转培养方式

轮转培养制度下学生在报考阶段不选择导师，在入校后的一个半学期内，经过多个课题组轮转培养，在师生双方相互了解、自愿选择的情况下，确定学位论文导师。通过这种模式，学生在轮转过程中尽早培养创新意识、尽早训练科研能力，为日后开展科学研究奠定了基础。目前，轮转培养制度尚处在探索阶段，仍需要在制度设计和执行上下功夫，建立严格的执行体系，避免出现"虚假轮转"的情况，让研究生轮转培养制度的优势得以发挥，营造良好的育人环境。

二、中药学研究生的管理制度

高校的管理制度具有教育性、服务性、文化性和创造性，是高校管理的枢纽。研究生管理制度是高校研究生教育的重要组成部分，旨在规范研究生教育和管理，提高研究生培养的质量。该制度包括研究生招生、培养、考核、学位授予等多个环节，并明确了学校、学院、导师在研究生教育中的职责。在高等中医药院校拔尖创新人才培养中，管理制度立足高等中医药院校人才培养功能的维度，涵盖了从培养到管理等环节的设计与构想，起着保障和支撑作用。建立完善的研究生管理制度，可以提高中医药研究生的综合素质和办学单位的管理水平。

（一） 对研究生的管理

1. 研究生培养计划制度

研究生培养计划是高等教育的重要组成部分，其目的是培养具有创新意识、科学素养和领导才能的高层次人才，以满足国家经济建设和社会发展的需求。研究生培养计划的内容包括学术课程教育、科研训练和学术交流等。

2. 学业管理制度

学业管理的过程强调动态调节，主要目的是保证中药学研究生处于合规有序的竞争环境，令身处其中的学生保持良性竞争状态，提升中医药人才培养质量。动态调节的学业管理主要包括学分制、分流淘汰制和学业预警制三个要素。

3. 学术管理制度

研究生学术管理制度是基于全面提高研究生培养质量而制定的研究生管理规章和学业标准。我国的学术管理机构一般可以分为学校、学院、系和学科四个层面。这些机构在研究生培养过程中共同处理学术发展的规划、导师工作的安排、学术科研项目的组织等专业性和学术性的事务。研究生的学术管理制度主要包括两部分：一是对研究生学籍（或学历）的管理规定，二是对研究生学术水平的评价规定。

4. 人才激励制度

人才激励机制是高等中医药院校研究生教育中普遍有效的激励手段。这种行为导向的激励机制主要指物质激励和精神嘉奖，通过激发人才的动机、欲望、需求，促使人才形成特定目标，并在追求目标的过程中保持高昂情绪和持久动力，主要包括奖学金激励、荣誉激励、直博推免等。

此外，各大高校还依据办学定位和学科特色，建立了鼓励研究生开展创新实践和创业活动的创新创业管理制度，提供针对研究生职业规划和就业指导的就业指导管理制度，以及规范研究生科研活动行为准则的学术伦理管理制度等。

（二）对导师的管理

师资队伍建设是高校可持续发展的关键，也是高校生存和发展的根基。在研究生培养中，研究生导师作为重要的指导者和学术引领者，发挥着重要作用。新时代中医药院校积极探索适用性强的研究生导师管理制度，从导师遴选和聘任、导生互选、导师指导机制、导师培训、导师评价和监督考核等多个维度进行动态管理，确保导师的学术水平和指导能力。

1. 导师遴选和聘任制度

导师遴选和聘任制度是研究生导师管理最基本的制度和措施，一般由学校各院、系（部）对导师在职称、学历、科研成果、参与研究生教学经历等方面进行严格审查。中医药院校导师的遴选和聘任也要建立包含资格管理、过程管理和结果管理的全面的研究生导师动态管理机制。一些高校也采取导师招收研究生资格认定与年度招生资格分离的管理方式，即实行年度考核和聘期管理，通过年度考核，对导师指导研究生的情况进行过程监测；通过聘期管理，系统地评估导师的指导质量。从只看重指导成效管理转为重视指导过程和指导成效相结合的管理，既符合研究生导师岗位管理的需要，也有利于导师间的合理竞争。

2. 导生互选和导师指导运行制度

中医药研究生教育普遍实行单一导师制，即在入学配备单一导师。为完善中药学研究生导师工作支持体系，加强招生选拔、导生匹配、指导管理上的连贯性，推荐建立科学的导生匹配机制，优化导生指导模式，促进导生关系良性发展和研究生培养质量高水平发展。

3. 导师培训和导师评价考核制度

中医药高校充分运用多方力量，利用教育部和省市的培训平台，结合新聘导师岗前培训、在岗导师定期培训和日常学习培训，将所有在岗导师纳入培训对象，综合专家讲授、材料学习、经验分享等方法，运用线上线下途径开展灵活多样的培训，助力导师教学水平的提升。导师的评价考核制度，包括对导师的科研课题、项目经费、学术成果、课程教学质量、研究生培养质量、师德师风等进行全方位的评价考核，针对不同类别的研究生导师，在评价考核上实行分类管理，增强考核的针对性和有效性。

三、对培养单位的管理

研究生培养单位是研究生教育质量保证的主体，是研究生培养过程中各项制度的决策者。对培养单位的管理，需要上级职能部门、广大师生员工、同行办学单位、社会组织和用人单位等共同监督。培养单位自身也要做到自查自纠，坚持正确的政治方向，以全面从严治党引领质量管理责任制的建立与落实。对有关单位下发的各类政策，如《关于加强学位与研究生教育质量保证和监督体系建设的意见》《学位授予单位研究生教育质量保证体系建设基本规范》等，要落实落细，补齐补强质量保证制度体系，加快建立以培养质量为主导的研究生教育资源配置机制。要强化底线思维，把维护公平、保证质量作为学科建设和人才培养的基础性任务，加强与研究生培养规模相适应的条件建设和组织保障。针对不同类型研究生的培养目标、模式和规模，强化培养条件，创新保障方式，确保课程教学、科研指导和实践实训水平。要建立健全学术委员会、学位评定委员会等组织，强化制度建设与落实，充分发挥学术组织在学位授权点建设、导师选聘、研究生培养方案审定、学位授予标准制定、学术不端行为处置等方面的重要作用，提高尽责担当的权威性和执行力。要明确学位与研究生教育管理主责部门，根据本单位研究生规模和学位授权点数量等，配齐建强思政工作和管理服务队伍，合理确定岗位与职责，加强队伍素质建设，强化统筹协调和执行能力，切实提高管理水平。二级培养单位设置研究生教育管理专职岗位，协助二级培养单位负责人和研究生导师，具体承担研究生招生、培养、学位授予等环节的质量管理和研究生培养相关档案管理等工作。要强化法治意识和规矩意识，建立各环节责任清单，加强执行检查。利用信息化手段加强对研究生招生、培养和学位授予等关键环节的管理。强化研究生教育质量自我评估和专项检查，对本单位研究生培养和学位授予质量进行诊断，及时发现问题，立查立改。

第二节　教学内容及课程体系升级

中药学研究生教学内容和课程体系的设计应当充分关注学生的个性差异和课程资源的综合化，打破学科之间的界限，突破传统的学科知识结构体系，重视跨学科教育，形成科学的、现代化的中医药课程体系。提高课程设置的弹性，提高中华优秀传统文化课程、中国古典哲学课程比重，优化课程整体结构。强化能力培养，加强隐性课程建设，提高学生的实践能力、科学研究能力和医学人文素养。

一、重视理论传承的医史古籍模块

（一）教学内容的挖掘

中药学研究生各课程的教学内容不仅要体现现代教育理念和时代要求，及时反映和吸收本学科领域的最新研究成果，还要根据专业教育的目标和社会的需求，加强对古代经典医学著作理论的学习。通过对《伤寒杂病论》《金匮要略》《神农本草经》《新修本草》《本草纲目》等中医药典籍中经典理论的挖掘，可以加深中药学研究生对中医药整体观和辨证论治思想、中药的性味归经和功效主治、中药的配伍应用、中药的炮制方法、中医药的文化内涵等方面的认识，并将其应用于临床实践中，从而提高中医药理论水平。

（二）课程体系的建设

中药学研究生教学体系可以设置医史古籍教学课程，如《中国医学史》《中医药经典导读》等，内容包括中国古代医学发展概况、古代医学思想、名医及其医书、古代医学院校、医家文化等。医史古籍教学课程可以帮助中药学研究生了解中国古代医学的发展概况、古代医学思想、名医及其医书、古代医学院校、医家文化等，从而拓宽其知识视野，加深对中医药文化的理解。同时，医史古籍教学课程可以帮助中药学研究生了解中医药文化的博大精深，培养文化自信，树立正确的人生观、价值观和世界观，促进其全面发展。

（三）实践与研究

实践活动是医史古籍教学的重要组成部分，对提高中药学研究生的中医药理论水平和临床诊疗能力具有重要意义。中药学研究生在医史古籍的教学中，可能会开展实地考察、文献研究、古代医方验方整理等实践活动。实地考察可以帮助中药学研究生了解古代医学的实际情况，如古代医学院校、古代医馆、古代药铺等，将书本知识与实际情况相结合，加深对古代医学知识的理解。文献研究可以帮助中药学研究生深入了解古代医学文献，如《黄帝内经》《伤寒杂病论》《金匮要略》《本草纲目》等，可以帮助中药学研究生掌握古代医学经典理论，提高中医药理论水平。此外，还可以开展其他实践活动，如中医药文化讲座、中医药文化展览、中医药文化研讨会等。这些实践活动可以帮助中药学研究生加深对中医药文化的理解，弘扬中医药文化。

中医药古籍整理研究与现代医学、生物技术的结合，是中医药现代化发展的重要方向之一。例如，加强中医药古籍整理研究与现代医学、生物技术的结合，实现古为今用；通过数据挖掘方法提取古方中的有效成分，为新药研发提供灵感和依据。目前，中国科学院上海药物研究所的研究人员利用数据挖掘方法已从《本草纲目》收录的中药中提取了千余种有效成分，为新药研发提供了丰富的资源。

二、重视科学研究的科研方法模块

（一）优化课程结构，适应科技、社会和行业需求

为了加强研究生的知识储备，可将《科研思路与方法》《现代仪器分析》《实验动物学》《中药实验研究技术》《生物实验技术》《医学文献检索》《医学统计学》等科研教育相关课程中的 1~2 门课程纳入中药学研究生基础课程体系中。每门课程不必全程授课，可根据不同层次、不同学位类型、不同研究方向的特点，选取联系紧密的相关章节进行讲授，尽量做到从科研思路、科研方法到科研设计的全面覆盖。授课内容不求全但求精，在有限的课堂授课中初步培养研究生的科研思维及科研意识，达到科研素养通识教育的目的。针对不同研究方向的学生，还可开设相应的选修课程，如《中药药理学与实验方法学》《细胞培养技术与应用》《动物实验技术》《疾病模型制备及现代应用》《高级分子生物学理论与技术》《网络药理学》《SPSS统计分析》等，通过有针对性地开展各类科研方法培训，实现科研基础优化配置和资源共享。在此基础上，二级学院还可定期邀请国内外知名专家学者举办相关学术讲座或研讨会，或由各导师团队定期开展课题组会进行科研培训，内容涉及科研思路、论文撰写、项目申报、专利申请、实验技能等，通过多种途径提高研究生的科

研综合素质，为研究生毕业课题的顺利开展奠定坚实的基础。

（二）构建"理论－试验/竞赛－科研"创新思维提升体系

为优化中药学研究生科研思维的培养，中医药院校要结合自身办学条件，搭建"教学－互动－科研"为一体的平台，构建"理论－试验/竞赛－科研"相结合的研究生创新思维提升体系。教学中要强调学科基础理论知识的重要性，学生只有具备牢固的基础理论知识，才能在思维创新上走得更高、走得更稳。同时，教学内容也要注重学科发展、社会需求与实际问题的结合，从而使创新更有发展前景。互动是强化学生参与意识的有效策略，互动的形式可以是导师团队或课题组之间的研究进展共享，也可以是公司技术人员针对高效液相色谱仪、液质联用仪、全自动 WB 检测仪等常用设备开展的技能培训。此外，鼓励研究生参加与本专业相关的技能试验和竞赛，锻炼试验实践水平，如"挑战杯"大学生课外学术科技作品竞赛、"互联网＋"大学生创新创业大赛等，在评比过程中能够充分发挥创新性思维进行技术改良，提升理论知识运用于实践的能力，使研究生实现从理论知识到试验水平的第一次创新思维提升。导师要分析学科前沿的研究趋势和实际研究面临的难题，鼓励研究生参与课题申报，如省级及校级的研究生科研创新项目、"双一流"学科开放基金项目等，在课题研究过程中培养学生独立思考、解决科研问题的能力，让研究生毕业后能够直接参与实际的生产和科研项目，通过环境转换，实现研究生从试验、竞赛到实战实践的第二次创新思维的提升。

三、重视应用衔接的实践课程模块

（一）构建"科教＋产教"融合型课程体系

有别于以基础理论和科研能力为导向的课程体系，与应用衔接的实践课程除了教授科研理论知识外，还侧重研究生专业实践技能和职业能力的培养。该模块需要加大应用型课程的比重，从内外需求出发，由需求决定培养目标，由培养目标决定培养规格，再由培养规格决定教学内容，即按照"国家需求－培养目标－培养规格－培养体系－课程目标－教学内容"的实施路径完善实践课程设置，提升人才培养与社会需求的契合度。具体来说，就是要对接国家重点战略需求和中医药发展战略需求，以现代产业学院为平台，以中药行业实际问题为导向，以提高研究生实践创新能力为目标，积极推进与国内外知名企业、中药产业龙头企业合作，扩大联合培养基地的建设，深化科教融合和产教融合，进一步推进校企育人资源共建共享，深入打造政府、学校、行业或企业协同育人示范基地。构建以实践教学为主体的核心内容，强化研究生职业能力的培养，提升研究生解决产业问题的能力。教学内容要涉及中药制药技术与产品开发、中药质量技术与方法、中药分析与检验方法、中药现代生物技术、中药鉴定与资源综合利用、中药研发与成果转化等契合培养目标的特色核心知识。还要强调传统医学与现代前沿科技的融合，通过启发式和研究性学习，培养研究生的实践创新能力。

（二）深化"产学研"联合培养平台建设

紧密结合产业发展的研究生教育是经济社会进入高质量发展阶段的必然选择，深化"产学研"联合更是促进经济社会协调发展的重要举措。中药学研究生的能力培养主要体现在中药生产、检验、流通、研究和开发等应用型技能方面，开展产学研联合培养则是实现这一培养目标的有效途径。研究生工作站是由设站单位（企事业单位、党政机关、社会组织等）与高校联合申请设立建设，合作开展人才培养、科技创新、社会服务和文化传承创新的产学研联合培养平台。目前，中国药科大学、南京中医药大学、湖北中医药大学、河北中医药大学等多所院校已依托研究生工作站对中药学研究生的人才培养模式进行了探索，并取得了较为显著的成效。"产学研"联合培养平台的建设，需要高校和产业或企业双方密切合作和相互促进，紧密围绕国家和各省政府出台的相关政策和指导意见，深入探讨产学研协同育人机制，健全相关制度，明确双方责任、权利和义务，例如建立健全企业专家参与研究生培养的咨询和指导机制，提高企业专家参与教学的积极性和主动性，建立知识产权和科技成果转化权益保障制度等，打通产学研合作的"最后一公里"制约，从制度政策、资金保障和人力资源等方面提升企业参与人才培养的热情，促进校内外导师深入合作。在课程建设上，要根据已有产业研究成果，汇聚具有行业经验的导师和行业、企业专家，撰写能反映新技术、新标准和新工艺的国家级主题案例，深化课程内涵建设，编写精品教材，开发校企合作课程。在教学模式上，要突破传统课堂的局限，实施实践教学融合的"大课堂"，把行业企业、联合培养基地纳入"课堂"范畴，建立多维课堂，由学科中心转向项目中心，开展基于项目的实践教学，坚持问题导向，把企业实际需求融入教学中，解决企业"卡脖子"难题，深化以"项目制/课题制"为基础的产学研合作，打造符合研究生发展认知规律、富有实效的课堂教学模式，提高研究生的专业素养，培养研究生的实践创新能力，同时加快企业成果转化，提升企业竞争实力，实现校企合作共赢。

四、重视学科交叉的"中药+"课程模块

（一）教学模块构建和整合

根据教育部对院校的教学水平要求，结合教学大纲，将课程整体划分为五大模

块，分别为通识类必修课程模块、学科基础课程模块、专业核心课程模块、专业选修课程模块和跨专业选修课程模块，使教学内容和课程更加直观地展现在学生和教师面前，使学生对课程结构了解透彻，能够目标明确地完成课程选择，有计划地完成学习。通识类必修模块主要包括塑造正确人生观的思想政治及哲学类课程、专业基础必备的英语及相关课程。学科基础课程模块按照中药学各专业特点，将公共基础课程和专业特色课程进行分类和整合，促进互补性学科交叉，围绕大中药专业展现出宏观统一、微观细调的特点，满足学生求知欲，提供学生学习所需，提升中药类专业学科水平。专业核心课程模块和选修课程模块根据各专业特点进行针对性调整和改革，在普遍增加实践和动手能力锻炼的基础上，以提升科研创新能力为目的加强课程构建，增强学生社会竞争力和学科创造力。

（二）教学内容跨学科交叉融合

为培养学生的跨学科思维，积极探索中药学与其他相关学科的交叉融合，构建医、药、文、理、工多个学科平台，如医学与药学公共实验平台、人文综合实验室、理工综合实验室与虚拟仿真实验平台等，建设跨学科课程体系。组建跨学科教学团队，开设整合课程，如现代科学前沿导论、中医药信息学、数学与中医药、物理与中医药、生命科学基础等课程。以中医药行业关键科学问题为导向，设计多学科交叉项目化研究课题，以项目作为学习载体，让学生在交叉学科研究团队的指导下学习、交流、协作，运用多学科交叉的知识与技能解决相关科学问题，促进信息、人文、工学、理学多学科与中药学学科深度融合，以此鼓励学生自由探索，培养学生整合知识的能力和创新意识。定期开展"科研公共服务平台开放月"活动，进行前沿技术讲解及科研经验分享，为学生提供更多实践机会，有效支撑中医药学科与前沿科学技术的交叉融合及高层次人才培养。

第三节　学术队伍及研究平台建设

人才是中医药发展的第一资源。国家中医药管理局发布的《"十四五"中医药人才发展规划》提出如下发展目标：到 2025 年，符合中医药特点的中医药人才发展体制机制将更加完善，培养、评价体系更加合理，人才规模快速增长，结构布局更趋合理，成长环境明显优化，培养和造就一支高素质中医药人才队伍，为促进中医药传承创新发展提供坚强的人才支撑。

一、树立高端领军人才，提升科技战略能力

实现高水平科技自立自强、进入创新型国家前列、建成科技强国，归根结底要靠高水平创新人才。中医药高端领军人才是中医药领域具有顶尖的专业知识、学术水平和临床经验的高端人才，具有带领学科团队进行高端创新活动，或推动解决中医药领域重大临床及科研难题，或开辟新的研究领域和方向的能力。

中医药高端领军人才对于提升中医药战略地位的重要作用主要体现在以下几个方面：①高端领军人才具有深厚的中医药理论基础和丰富的实践经验，能够将现代科学技术应用于中医药研究和实践，推动中医药现代化的进程；②高端领军人才具有国际视野和跨文化交流能力，能够积极参与国际合作与交流，将中医药推向世界，促进中医药国际化发展；③高端领军人才在科研方面具有较高的能力和水平，能够带领团队开展前沿的中医药研究，探索新的治疗方法和药物，推动中医药科技创新；④高端领军人才在临床实践中积累了丰富的经验，能够将这些经验传授给年轻医生，提高整个中医药队伍的临床水平，提升中医药的临床疗效；⑤高端领军人才可以通过带教、学术指导等方式，培养新一代的中医药人才，为中医药事业的可持续发展提供人才保障；⑥高端领军人才在学术领域具有较高的声誉和影响力，研究成果和学术观点能够塑造中医药的学术品牌，提高中医药在学术界的地位和影响力。总之，高端领军人才对中医药发展具有重要的推动作用，其专业知识、经验和领导能力能够为中医药事业的现代化、国际化和可持续发展作出积极贡献。

国家中医药管理局于 2017 年开始实施培育高层次人才战略，正式启动中医药传承与创新"百千万"人才工程（"岐黄工程"）。截至 2022 年，岐黄工程已培养岐黄学者 149 名、青年岐黄学者 200 名、中医临床优秀人才 797 名和中医骨干人才 1 万余名；已建设中医药高层次人才培养基地 31 个，遴选确定国家中医药管理局高水平中医药重点学科 321 个；已建设国家中医药多学科交叉创新团队 15 个、传承创新团队 20 个。截至 2023 年 10 月，首批岐黄学者学术团队总人数由 2528 人增长至 3596 人，培养了一批引领和推动中医药传承创新发展的领军人才。首批岐黄学者中，2 人当选院士，12 人入选全国名中医，32 人入选省级名中医，48 人入选国家高层次人才特殊支持计划、长江学者奖励计划等省部级以上人才项目。首批岐黄学者立足自身研究领域，围绕中医药发展重大需求，开展创新性、探索性、应用性研究，取得新药与临床批件 64 项，开发新药、院内制剂近 20 种，实现成果转化 2.83 亿元。随着中医药领域高端领军人才的不断增多，通过开展前沿研究、培养人才队伍、加强国际合作、促进产学研结合、推动学科交叉等方式，将大大提升中医药的科技战略

能力和战略地位。

二、培育后备骨干人才，提升行业引领能力

中药学后备骨干人才主要是指专业基础扎实、综合素质高、发展潜力较大，熟练掌握中药教学、科研、实际生产应用技术和方法，业务量位居单位前列，受到同行及群众认可的人才，是单位的骨干力量。中医药后备骨干人才是保障中医药事业长期发展的关键，是中医药领域的中坚力量。培育中医药后备骨干人才有助于传承和弘扬中医药文化，使其在现代社会中发扬光大；有助于促进现代科学技术与中医药传统理论相结合，开展中医药基础研究和临床应用研究，为中医药创新发展提供支持。这有助于促进中医药在世界范围内的传播和发展。

中药学后备骨干人才在梯队建设中可以发挥以下作用：①学术研究。积极参与科研项目，提高自身的学术水平，为学科发展作出重要贡献。②人才培养。通过指导青年教师或研究生的方式，帮助他们提高专业技能和素养，促进人才梯队的良性发展。③学科建设。积极参与学科规划和建设，为学科的长远发展提供建议。④产学研合作。加强与企业、医疗机构等的合作，推动产学研结合，促进成果转化和应用。

为了更好地发挥中药学后备骨干人才的作用，单位和机构可以为其提供良好的发展环境，如提供必要的科研条件、培训机会和职业发展空间，激励他们积极进取；加强团队建设，培养团队合作精神，提高团队的整体实力和竞争力；加强国际交流与合作，拓宽后备骨干人才的国际视野，促进国内外学术交流与合作。此外，应建立合理的激励机制，通过设立奖励制度、职称晋升等方式，激励后备骨干人才发挥更大的作用，有效推动中药学学科的发展，提高中药学领域的整体水平，为人类健康事业做出更大的贡献。

三、培养青年创新人才，提升科研创新能力

青年创新人才是国家战略人才力量的源头活水，要造就规模宏大的青年科技人才队伍，就要把培育国家战略人才力量的政策重心放在青年科技人才上，支持青年人才挑大梁、当主角。当前，国际科技创新领域竞争日趋激烈，谁拥有一流的创新人才，谁就拥有创新优势和竞争主导权。一个国家能否培养一定数量和质量的青年拔尖创新人才，是决定其能否在日益激烈的国际竞争中占据优势的关键因素。

中国科学技术协会于 2015 年 10 月立项国家级青年人才计划——青年人才托举工程，择优支持中国科学技术协会所属的全国学会或学会联合体，大力扶持有较大

创新能力和发展潜力的青年科技人才，帮助他们在创造力黄金时期做出突出业绩，成长为国家主要科技领域高层次领军人才和高水平创新团队的重要后备力量。青年人才托举工程项目进一步创新青年科技人才的遴选机制、培养模式、评价标准与评价指标体系，打造国家高水平科技创新人才后备队伍。中华中医药学会作为中国科学技术协会所属的全国学会，积极响应中国科学技术协会号召，投身于青年创新人才培养中，重点支持积极投身中医药基础研究和交叉学科领域研究的青年科技工作者，重点支持从事中医药关键核心技术、前沿引领技术、现代工程技术、颠覆性技术、产业共性技术创新攻关的青年科技工作者。同时，诸多中医药高等院校通过设置多种人才支持计划、培养项目，加大对中药学青年创新人才的支持力度，如北京中医药大学"壶天人才计划"、南京中医药大学"标志性人才培育项目"、黑龙江中医药大学"'岐黄工程'人才计划"等。

四、搭建学术交流平台，提升学术共研能力

中医药具有科学和文化两个核心属性，既是我国医学科学的重要组成部分，也是中华优秀传统文化的代表。学术交流是拓展科学研究、启迪科学思路、引发创新思维、促进学科发展、推动科技进步和经济社会发展的必要条件和重要形式，是科技创新的土壤。中医药学术交流平台的搭建为中医药领域的专家、学者、临床医生提供了一个交流和分享研究成果的机会，有助于推动中医药学术研究的深入发展。借助学术交流平台，不同地区、不同机构的中医药研究者可以更好地整合学术资源，共同开展研究项目，提高研究效率和质量。学术交流平台可以促进研究者之间的合作与竞争，激发创新思维，从而提升整个中医药领域的学术研究水平，同时有助于加强国内外中医药领域的交流与合作，推动中医药国际化发展。通过参与学术交流活动，年轻的中医药研究者可以得到更多的学习和成长机会。这有利于培养中医药领域的后备人才。中医药学术交流平台也是传承和弘扬中医药文化的重要途径，有助于保护和发展中医药这一宝贵的文化遗产。总之，搭建中医药学术交流平台对提升学术共研能力、推动中医药事业发展、提高中医药国际影响力具有重要意义。

在"岐黄工程"实施过程中，为了充分发挥岐黄学者的领军作用，中国中医科学院、中华中医药学会等学术机构邀请岐黄学者开设岐黄讲堂，以"传承精华、守正创新"为宗旨，汇聚优势资源，凝聚顶尖人才，搭建高端交流平台，形成提升学术、反哺临床的国家级"阶梯教室"。在世界中医药学会联合会组织下，北京中医药大学、天津中医药大学、黑龙江中医药大学、江西中医药大学等中医药院校作为主任委员单位，坚持主办中药专委会、中药分析专委会、中药化学专委会、中药药

剂专委会等学会的学术年会，为中药学领域的专家学者搭建交流平台，为推动中药化学科研成果转化和中医药知识普及、推动学科发展和人才培养作出了重要贡献。除此之外，黑龙江中医药大学与俄罗斯穆尔国立医学院联合创办的中俄生物医药论坛是中俄中医药学术交流的新范式；与美国中药联商会合作创办的黑龙江中医药大学美国分校，是全球首个在海外开设中药学学士学位课程的机构；与澳大利亚阿德莱德大学合作建立的医学研究院是全球首家传统医学研究院。

成都中医药大学、南京中医药大学、黑龙江中医药大学等中医药高等院校内，有学校及学生自发组织的名家名师名医学术讲坛、承开大讲堂、龙江中医讲坛、青年讲堂、硕博论坛、伯仲学术沙龙等，以学术沙龙的形式，定期交流研讨，碰撞学术科研思维火花，促进学术共研能力提升。

五、升级科学研究平台，提升科技支撑能力

科研平台是指以高校、科研院所等为载体单位，设立在高校、科研院所，以开展科学研究为目的的各类型、各层次科研机构。按照类型可划分为国家发展和改革委员会批准的国家工程实验室、国家工程研究中心，科学技术部批准的国家重点实验室、国家工程技术研究中心、国家野外科学观测研究站、国家技术转移中心，教育部批准的教育部重点实验室等；按照层次可划分为国家级国际联合研究中心、国家重点实验室、国家实验室、国家地方联合实验室、省部级重点实验室、省部级工程实验室、省部级工程研究中心、大学科技园等。

中医药作为具有原创优势的科技资源，更需要以中医药科研平台为支撑，建立多学科、跨部门共同参与的中医药协同创新体制机制，完善中医药领域科技布局。2021年1月，国务院办公厅印发《关于加快中医药特色发展若干政策措施》，提出加强中医药科研平台建设，有序推动中医重点领域生物安全三级实验室建设。2022年3月，《"十四五"中医药发展规划》印发，强调要依托现有资源，建设一批国家级中医药研究平台，研究布局全国重点实验室、国家临床医学研究中心、国家工程研究中心和国家技术创新中心；推进国家中医药传承创新中心、国家中医临床研究基地和中国中医药循证医学中心建设。2023年10月，"现代中药创制全国重点实验室"在天津正式启动建设。实验室整合了15个国家级和省部级科研平台的资源，汇聚了包括中药学、药学和中医学三个国家"双一流"学科的研究力量，拥有世界最大规模的中药组分库，打造了智能化中药组分制备与评价关键技术平台，研制出具有自主知识产权的海河一号、海河二号等系列装备，形成了中药智能制造核心技术体系，使传统中医药与现代科技相结合，为"说明白、讲清楚"中医药疗效奠定

了理论和方法学基础。

六、组建产业应用平台，提升社会服务能力

高校、科研院所与企业搭建产业平台对于促进中医药科技创新、推动产业发展、加强人才培养、传承文化，以及促进地方经济发展都具有重要意义。高校、科研院所在基础理论和临床研究方面具有优势，而企业在产品研发和市场推广方面具有丰富经验。通过搭建产业平台，可以加强双方在中医药科技创新方面的合作，加速研究成果的转化和应用。产业平台的建立有助于整合高校和企业的资源，形成合力，推动中医药产业的发展。企业可以借助高校的科研成果进行产品研发和生产，提高中医药产品的质量和市场竞争力。以产业合作为契机，可以为学生提供实践机会，企业也可以吸引优秀的中医药专业人才，同时带动相关产业的发展，促进地方经济增长。

现代产业学院是国家主动适应和引领新一轮科技革命和产业变革，推动高校分类发展、特色发展的重要举措。自教育部、工业和信息化部发布《现代产业学院建设指南（试行）》以来，天津中医药大学、山东中医药大学、黑龙江中医药大学、成都中医药大学、江西中医药大学等高校相继组建现代中药产业学院。中医药现代产业学院的成立，将充分发挥产业优势，深化产教融合，打造集人才培养、科学研究、技术创新、企业服务、创新创业等功能于一体的示范性人才培养实体，为学校、企业和行业其他专业提供可复制、可推广的产业技术型人才培养新模式。

学科协同创新特区（研究院）是借鉴"经济特区"的成功经验对学科建设的管理创新，也是锚定区域经济和产业发展中的关键问题而出现的新的校企、校所、校院合作形式。《黑龙江省"十四五"教育事业发展规划》明确提出，要建设一批学科创新团队，支持青年科技人才成长和战略科技人才储备；建设一批学科协同创新特区，推动大学和优势学科围绕国家战略和省内重大需求，开展产教融合、协同创新，产出重大成果并推动其落地转化，增强学科快速响应需求的能力；建设 20 个左右学科协同创新特区，服务重点产业发展。《江西省"十四五"中医药发展规划》同样指出，要加强中国中医科学院中医药健康产业研究所、赣江中药创新中心等中医药科研机构建设；鼓励对现有的临床疗效确切、市场前景好的中药大品种进行二次开发；组建中医药产业科技创新联合体，围绕产业链布局创新链，开展产业链共性关键技术攻关，打造高效协同创新体系。

江西中医药大学联合上海中医药大学、英国萨里大学、江西景德中药股份有限公司、江西珍视明药业有限公司、江西赫柏康华制药设备有限公司、宜春万申制药

机械有限公司、华润江中湾里制造基地、江西济民可信药业有限公司等知名高校及企业，成立中药制药技术协同创新研究院。黑龙江中医药大学整合哈尔滨商业大学、黑龙江葵花药业股份有限公司、黑龙江珍宝岛药业股份有限公司、黑龙江格润药业股份有限公司等知名药企及高校，联合成立中药产业关键技术与产品研发学科协同创新特区，积极推进高校、企业及科研单位不同主体合作网络的形成，完成企业现有工程技术人员的能力升级培育，提高知识创新能力。

第四节　协同育人及交叉学科发展

协同培养是高校研究生培养的有效方式，是推动研究生教育发展的重要举措，也是"双一流"建设背景下提高研究生教育质量的必然选择。研究生协同培养模式可以分为校内协同培养模式和校外协同培养模式，校外协同培养模式主要包括校际协同、校企协同及校所协同等子类型，通过发挥联合优势，进行高水平、深层次的合作与交流，从而提高研究生培养的质量和水平。

一、校内协同培养模式

校内协同培养模式是指高校汇集校内学科、科研资源及人才优势，通过搭建校内协同创新平台、建立校内协同机制，促进高校内不同学科、专业及不同团队之间的合作交流，从而提高教育水平和培养质量的人才培养模式。在以往的中药学研究生培养过程中，为了提高培养质量，很多中医药院校从教学实践、队伍建设、资源整合、机制构建等多个方面进行了积极探索，但研究生培养的效果不尽如人意，很多政策措施没有发挥应有的作用。究其根本，原因在于校内各主体联合参与研究生培养的意识较低，校内资源的分配不合理且共享率低，团队合作及研究生培养机制的建设停留在表面，缺乏深度，研究生培养管理的各个环节相互割裂，缺乏统一性和连续性。研究生校内协同培养模式的构建，要把握"协同"这一核心要领，破除传统培养模式存在的问题，以"协同"为手段，将其贯穿于研究生培养的整个过程。

（一）加强校内协同培养团队建设

研究生的校内协同培养使原本各自独立的培养主体有了共同的目标追求和利益诉求，因而组建校内协同培养团队作为研究生培养的组织、实施和管理机构就尤为重要。协同培养团队在人员结构上应最大限度地体现全员参与，充分调动各培养主体的协同自觉性和主动性。协同培养团队成员应包括学校领导、院（系）代表及学科带头人，以充分了解各方面信息，在此基础上做出正确决策。协同培养团队要确定清晰的目标，对研究生的协同培养有清晰的认识。协同培养团队的领导者要具备团队管理能力，了解学校发展状况，能够统领全局并为团队提供指导和支持。协同培养团队内部要保持有效的沟通交流，保持信息流畅性，以便及时做出决策。协同培养团队还应根据任务和工作重心的不同进行具体的职能划分，在领导小组的指导下分别设立负责协同教学、协同科研、协同管理及校内资源调配的工作小组，从而形成自上而下、分工明确的团队合作体系。

（二）搭建协同育人的深度合作平台

校内各培养主体需要一个深度合作的跨学科教学、研究和学术交流平台作为合作育人的平台，因此平台的搭建至关重要。构建研究生校内协同培养模式，学校及校内各单位必须积极创造条件，促进校内各培养主体的深度融合，努力推动不同类型、形式多样的跨学科、跨院（系）协同育人平台的搭建。以科研、实践项目为依托，组建跨学科研究中心和人才培训基地；集成优势资源，完善资源的分配和使用机制，实现不同学科实验室、设备及数据资料的共享；组建由一批具有先进教育理念的高层次、复合型教师构成的师资队伍，为研究生协同培养提供学术指导和交流。此外，校内协同培养团队需要为协同培养平台的搭建发挥职能，为平台的建设、运行提供保障。

二、校际协同培养模式

校际协同是以知识增值为核心，以高校为协同主体的价值创造过程，不是简单的合作，而是一种"你中有我，我中有你"，达到特定目的的共同体。研究生校际协同培养是构建校际共同体的一项重要措施，是在人才培养方面实现不同高校资源互补和共享的一种培养机制。

（一）以课程为载体的培养模式

在研究生协同培养过程中，协同双方以共建一门或数门课程为目标，延聘某一课程领域具有丰富教学经验的教师和学者，搭建共享课程平台，开展教学活动。以课程为载体的研究生校际协同培养模式的最大优势体现在能够直接解决各高校研究生培养最直接的问题，即课程教学资源不足的问题，进而发挥不同高校的课程优势和师资优势，实现优势互补。

虚拟教研室、课程联盟等均为以课程为载体的校际协同研究生培养新范式，其主要的目标是在高等教育数字化发展方面有所突破，在加强基层教学组织上有所突破，在教学质量持续改进机制上有所突破。2022 年 2 月，教育部公布首批 439 个虚拟教研室建设试点，包括课程（群）教学类 237 个、专业建设类 137 个、教学研究改革专题类 65 个，北京中医药大学、黑龙江中医药大学、江西中医药大学等多家院校的中药学相关课程入选。虚拟教研室的成立将突破时空界限和教研室间的学科界限，促进中药学及相关学科间的深度交叉融合，以问题导向、前瞻研究、动态建设为原则，发挥教学名师示范带头作用，实现教学水平的同质化；以互联网技术为依托，线上教学与学术资源共享互补，实现教学资源共享最大化；以建设共享平台、统一线上线下为策略，促进以学生为中心的教学改革，实现教学成果最优化。

（二）以科研项目为载体的培养模式

以科研项目为载体，一般由两所或多所高校协同，其特点是以项目为依托，在完成项目的同时，重点培养学生独立科研能力、创新思维及解决科研实际问题的能力。在这种模式下，各方通常是为了整合人才优势，联合攻克科研难关，通过研究活动达到培养和提升研究生科研能力、储备人才的目的。

近年来，中药学相关国家重点基础研究发展计划（973 计划）项目、国家重点研发计划项目、国家自然科学基金联合基金项目、省级重点研发计划项目等多种类型科研项目立项数量已取得突破性进展。以上项目均涉及多所高校，是以科研项目为载体的校际协同研究生培养模式。在此模式下，对科研项目科学、有序的管理是保障项目顺利进行的重中之重，为此需要成立项目协调小组等组织。此外，物质和资金的支持，以及实验设备的购置和使用也是保障项目顺利进行的必不可少的要素。以科研项目为载体的研究生校际协同培养模式最大的优势是整合校际力量，在完成科研项目的同时，完成研究生科研能力的训练，使其更加贴近研究生培养的根本目的，即培养具有研究和解决问题能力的研究生。以科研项目为载体的研究生校际协同培养模式符合高层次创新创业人才培养的趋势，在培养人才的创新实践能力方面发挥着越来越重要的作用。但也必须正视其中的问题，真正做到不偏废任何一方，在培养理念和培养实践中达到夯实知识基础和培养科研能力的有效均衡。

（三）以学科为载体的培养模式

以学科为载体的研究生校际协同培养模式在某种程度上跳出了"专门的"人才培养概念。研究生培养被视为整个学科建设体系中的有机环节，因此更为广阔、更为全面，也因此能够获得更多学科建设资源的支持和保障。

中药是以中医药理论为基础，发挥中医药的优势和特色，利用现代科学技术生产的"安全、高效、稳定、可控"的中药，包括中药材、中药饮片、中药提取物和中成药。随着中药产业的发展，中草药的来源问题日趋严峻，特别是野生药材灭绝、药材种植不规范，以及滥用农药、化肥等问题，造成中药材市场的假冒伪劣现象十分严重。中药学与农学的交叉学科由此应运而生。在黑龙江省新一轮高水平大学和优势特色学科建设高校及学科（黑龙江省"双一流"二期建设）名单中，黑龙江中医药大学中药学专业与东北农业大学作物学学科合作建立的"中药生物遗传学学科"被列入学科建设行列。该学科将中药学、作物学和生物遗传学等研究技术应用于中药良种繁育领域，通过组建"新医科＋新农科"复合型科技创新团队，培养具有应用创新能力的高水平人才，推进中药种源"卡脖子"技术攻关。从人工智能赋能医疗健康领域的角度，山东中医药大学建设"中医药＋人工智能"新学科方向，实现中医药学科和人工智能学科的融合与交叉建设，开拓中医药人工智能新型交叉学科。

以中药学等学科为载体的校际协同培养，一方面是以网络药理学、网络医学等为主的中医药与人工智能的探索，通过中西医结合、医工交叉，用人工智能、系统生物学、生物网络等技术方法搭建微观与宏观、西医与中医的桥梁，从整体上建立新一代中药研究的新模式，并在肿瘤等重大疾病的精准治疗、中药寒热药性评价等方面发挥重大作用；另一方面以中药智能制造为核心，涵盖中药材种植、中药产品质量控制、生产加工、产品设计研发等中药产业链的全过程智能化。由此看来，以学科为载体的研究生校际协同培养模式，发挥作用的关键在于协调各方，使其充分认识到人才（研究生）培养在学科建设中的地位，将其作为学科建设中重要的组成部分，并进行精心设计。

三、校企协同培养模式

校企协同培养作为高校人才培养的一种新模式，是促进高等教育改革创新，培养实用型、综合型、国际化高素质人才的重要举措。校企协同培养是以校企双方为独立主体，基于各自或共同的目的进行的信息、知识、资源及行为方面的合作活动，在实现功能优势互补和资源共享的同时，实现高层次、实践型人才培养的目标，可以在一定程度上消除当前研究生培养过程中存在的过度理论化和纯粹学科化的弊端，解决研究生教育与社会需求脱节的问题，提高研究生的实际科研能力、实践应用能力及整体素质，从而增强研究生的社会适应性和竞争力。如南京中医药大学与江苏康缘药业股份有限公司、扬子江药业集团有限公司，以及江苏省中医院等 132 家医药企事业单位、中医医院共建中药学专业教学实践基地，实行校企协同育人，实现"基本技能－综合应用－创新创业"层层递进的创新实践能力培养，快速提升学生专业技能和科研素养，引导学生科研思维与能力的自我养成。

校企协同培养模式贴合产业需求，对接产业标准，提升学生岗位胜任力；主动对接产业发展，将中药行业的中药材生产质量管理规范、药品生产质量管理规范、药品经营质量管理规范等标准融入实践课程体系，以满足产业升级及岗位胜任力的需求；将产业成果及时纳入课程体系，创建中药生产技术规范和知识标准体系、创新中药产业链课程模块（如中药制药化学、中药制药分离学等课程）；引入中药新产品报批、中药调剂学、中药制药技术与产品设计、中药材商品学等中药学专业的特色课程；结合产业发展，开展中药学、中药制药专业综合设计性实验等实践课程。

在校企协同培养模式下，高校充分发挥其主导作用，掌握协同的主动权，并把握研究生培养的方向，同时借助企业的资金、设备、人员、项目等支持，培养出更加优质的人才；企业也为研究生提供了项目实习、短期实践等机会，弥补了高校传统研究生培养模式的不足。但是高校主导的人才培养在某种程度上依然沿袭了高校传统的研究生培养方式。企业对研究生管理松散，短期培训后即"送回"高校，导致校企协同培养流于形式。因此，高校需要进一步激发企业对人才培养的积极性，高效利用企业的资源，并鼓励企业积极参与研究生的培养和管理工作，从而真正实现培养目标。

四、校所协同培养模式

高校的主要职能是人才培养、科学研究和社会服务，具备完善的课程教学体系；而科研机构的主要职能是科学研究。高校与科研机构协同培养模式旨在进行要素整合，充分发挥双方的优势。高校和科研机构同时具有长久而稳定的协同意愿，双方的协同动力基于强大的共同利益，并以此作为支撑，成为协同系统运行的内生动力。在研究生招生、课程设置、教学管理、科研安排、进度控制、日常生活管理等过程中，高校与科研机构全程参与。此外，研究生导师的遴选及导师的配备也都是双方共商共决。

南京中医药大学与中国科学院上海药物研究所开展深度合作，于 2018 年 1 月签订全面战略合作协议，共建体现世界一流水平的"新中药学院"，联合培养中药学和药学拔尖创新人才。新中药学院挂靠上海药物研究所招生和培养。研究生学籍归属南京中医药大学，由南京中医药大学发放录取通知书，负责课程学习、授予学位；导师由上海药物研究所的优秀导师担任；学位论文课题在上海药物研究所完成。双方的合作推动了南京中医药大学在综合实力、学科建设、教育教学、队伍建设、科学研究、国际合作与交流等方面的发展。南方医科大学与中国科学院上海药物研究所于 2021 年签订了战略合作框架协议，共同开展研究生联合培养和科研合作，实现了强强联合和优势互补，立足粤港澳大湾区，瞄准国际生命科学发展的前沿领域，以及药物研究的重要科学问题，充分发挥"政产学研资"各方优势，创建"科教融合、产教一体"的协同办学模式，在多学科交叉、融合的研究平台上培养具有创新能力的新药研究专门人才，为大湾区创新人才培养、新药研发能力提升和生物医药产业化发展做出应有的贡献。

沈阳药科大学以行业需求为导向，与国内 18 家顶尖科研院所和知名制药企业联合建立协同育人基地，遴选了 220 余名具有丰富行业实践经验、业绩良好的导师，与校内导师组建专门管理团队，共同开展协同育人基地研究生培养工作。2020—2022 年，沈阳药科大学已将 169 名专业学位硕士研究生送到基地进行学位论文和专业实践工作。

第六章　中药学研究生教育的质量保障

研究生教育质量的核心是人才培养质量，提高人才培养质量的关键在于建立行之有效的教育教学质量保障体系。长期以来，我国研究生教育质量保障一直以教育系统内部质量保证为主导，外部质量监控发展薄弱，使得研究生教育质量缺乏社会检验，研究生教育人才质量评价标准存在很大偏差。研究生教育作为高等教育的"顶端"，肩负着培养国家高层次人才的使命，承载着国家技术创新发展的重任。构建科学有效的研究生教育质量保障体系已成为国家和各培养单位的重点工作。

加强中医药教育教学质量管理的研究与探索是提高中医药人才培养质量的当务之急。总结中医药教育的实践经验，可以将中医药高等教育教学质量内部管理的保障机构建成能级管理系统，形成决策层、管理层、执行层和操作层多层次的控制结构，同时借助多渠道的外部质量监控体系为内部质量保证体系提供政策和决策依据，构成一个完整的"内外统一，共评共管"的教育教学质量管理保障体系。

第一节　中药学研究生教育质量保障的运行体系

一、内部质量保证和外部质量监控相统一的质量保障体系构成要素

在教育系统内部质量保证体系中，学校领导负责确定学校的办学思路、人才培养目标与标准、教学管理制度和重大措施；教学部门与质量控制部门在主管教学校长的直接领导下，依靠学校教学督导组，院（系）教学管理组织和学生三级评价系统，独立地对全校教学和教学管理工作进行自主评价；学校教学督导组对教学过程进行鉴定、诊断、导向、监督，保证评价过程及其结果的可信度和权威性；院（系）教学管理组织既是学校教育教学的基础单元，又是实施教学质量监测和评价的实体，其工作状态和质量直接关系到教学质量和人才培养质量；教师通过不断改进教学方法与手段，保证教学秩序的正常运行，提高教学质量与水平；学生负责认

真学习，保证学习质量，并对学校的教学状况进行全方位、全过程的监督，并及时通过各种渠道向教学管理与质量控制部门，以及院（系）教学管理组织反馈；各职能部门在教学质量监测评价工作中要相互支持，通力合作，保证教学质量监测和评价工作的正常运转；教学指导委员会作为教学质量监测的仲裁部门，共同构成学校内部质量保证体系的要素。

在外部质量监控体系中，教育主管部门负责制定高等教育评估的方针、政策，并组织专家进行评估，将结果公布于众；行业行政部门负责制定本行业法规、质量标准，并对各院校进行专项评估；用人单位和产、学、研合作机构对学校的教育教学和毕业生质量提出意见和建议；学生家长和毕业生对学校为学生提供的教育教学服务质量提出意见和建议；新闻媒体通过舆论调查、民意测验反映民众对学校教学质量的看法和评价意见；高等教育评估中介机构（独立于政府机关、高等院校）依据合法程序和标准，对高等院校进行独立的、客观的、公正的质量评估，形成对高等院校人才培养质量的科学判断，构成外部质量监控体系的要素。

二、内部质量保证与外部质量监控的关系

外部质量监控体系是完善学校教育教学质量保障体系的重要组成部分，是学校内部质量保证体系有效运行的必要条件。内部质量保证措施是质量保证的基础，外部质量监控与评估措施是质量保证的关键，两者是不可分割的共同体。高等学校内部质量保证通过学校内部质量建设，完善质量标准，增强质量意识，形成全方位的质量管理，提高教学质量和人才培养质量。高等学校外部质量监控体系能够全方位、多角度汇集企业乃至社会各行业对高等学校人才培养质量的信息。高校根据外部对学校教育质量的反馈，修订教学计划和人才培养目标，建立新的人才培养标准，以保证教育教学秩序的正常运行，提高教育质量。同时，外部质量监控体系能提供关注质量的体制性环境，有利于学校与外界的交流与沟通，并能为高等学校展示教学成就、证明自身价值、树立良好的社会形象、争取外界支持提供不可多得的发展良机。只有正确处理好两者的关系，加强内部质量保证与外部质量监控相统一的教育教学质量保证体系建设，才能实现科学的质量保障，才能有效地提高人才培养质量。

三、内部质量保证与外部质量监控相统一的教育教学质量保障体系的基本内容

（一）内部质量保证体系的基本内容

在学校质量保障体系中，内部质量保证是学校教学质量保证的基础。"评教"

"评学""评管""督导监控"构成了内部质量保证体系的"四位一体"。

"评教"工作是在主管教学的校长领导下，依靠学校教学督导组、院（系）教学管理组织和学生三级评价系统，独立地对全校教师课堂教学质量进行自主评价。学校教学督导组组织教学督导工作，不仅为评价工作奠定了坚实的基础，保证了评价过程及其结果的可信度和权威性，也为教学过程的鉴定、诊断、导向、监督提供了决策依据。学校的教师课堂教学质量评价体系是以学生评价为主、督导员和院（系）评价为辅，形成合理的分值比例，按照评价指标内容综合得出评价结果，并将教师教学分成不同等级进行评定。

"评学"是对学生学习状态与学习效果的评估，是学校在教学质量管理中的一项重要措施，是教学质量评估体系中的一个重要组成部分。人才培养的质量是学校生存和发展的核心，及时了解学生的学习状态和质量，对于高等院校的教学管理而言是极为重要的。"评学"是了解学生学习态度和学习效果的有效方式，还能从学生学习效果的各个方面反映出教师的教学质量。在"评学"过程中，应坚持以评促学、以评促改、重在提高的原则；学生自评与学生互评相结合，个体评价与综合评价相结合的原则；"评学"与加强学生管理、教学管理工作相结合的原则；重引导、慎评价的原则，以增强学生学习的自主性，促进学生学习观念和学习行为的转变，达到引导学生"学会学习"的目的，还可以促进教学相长。

"评管"是对教学管理过程和各项内容进行评价。"评管"是一项整体评价，既进行水平评价，又进行认可性评价，还要对各单项工作进行评价，如对学科、课程、专业及各层次教育教学管理工作等进行评价。

以"评教"为主线，把"评教""评学""评管"统一起来，形成既有侧重又有导向的体系，是学校内部教学质量保证体系不断完善的一个重要标志。在"评教""评学""评管"过程中，学校建立了教学督导体系和教学信息反馈体系，使教学信息得到及时反馈和处理，实现了对教学过程的监控，保证了教学质量的稳步提升。同时，学校还应开展内部的单项评估和教学环节评估，如制定标准化教研室评估指标体系、校级精品课程评估指标体系、实验（实践）和实习基地评估指标体系等，对不同项目和教学环节进行评估。

（二）外部质量监控体系的基本内容

在建设内部质量保证体系的同时，应借鉴国外有益经验，结合我国国情，构建中医药高等教育的外部质量监控体系，为内部质量保证体系提供必要补充。

外部质量监控体系包括政府评估、社会公众评估和社会中介机构评估等方面。政府评估是政府和行业主管部门对学校人才培养的评估、认证与指导，包括两方面：①政府部门（如教育部、各省教育厅）的评估。学校要组织各部门加强学习，提高认识，积极迎接相关部门的各项检查评估。②行业部门的评估。国家中医药管理局和省中医药管理局参与本科教学水平评估工作，并进行学科、专业评估，精品课程评估和教材评估等。例如教育部建立了高等学校教学质量评估制度、高等教育质量监测国家数据平台等，为决策层判断学校综合水平提供依据。

社会公众评估即社会公众对高等中医药院校人才培养质量的评估，包括学生家长、毕业生及用人单位评估。毕业生的质量直接反映学校整体的教育教学质量，影响学校的声誉，进而影响学校的招生和就业，关系到学校的生存和发展。

社会舆论和新闻媒体评估也是外部质量监控体系的重要组成部分。学校应鼓励教师参加各种科研组织和研究会，定期开展研究活动，征求其对教学工作的意见和建议，了解社会对学校的各种评价。与此同时，学校应加强与新闻媒体的联系，一方面通报学校的各种消息，另一方面通过媒体及时了解社会各界对学校的评价，以改进教学工作。

同行评估是国内外同类院校对学校教学计划、人才培养目标、教学质量及整体管理等方面的外部评议与评估，由一群对高等教育有一定造诣的学科专家实施。同行评估所依据的标准可以是认证组织制定的，也可以是更广泛意义上的质量标准。

社会中介机构评估介于政府、高校和社会之间，以其公正性、专业性和权威性在高等教育质量保障体系中发挥着重要作用。学校可通过社会中介机构（第三方）开展毕业生社会需求及培养质量跟踪调查和评估，在同行业之间进行横向比较，以此建立一种高效、长效的外部质量保障体系与监控机制。

第二节 中药学研究生教育内部与外部相统一的质量保障体系

一、建立内部质量保证与外部质量监控相统一的质量保障体系的能级管理体系

根据管理学的能级理论，可以将中药学研究生教育教学质量内部质量保证的管理机构建成能级管理系统，形成决策层、管理层、执行层和操作层的控制结构，其中第一层次是高级领导层的决策，第二层次是管理层，第三层次是执行层，第四层次是操作层。这四个层次构成了金字塔式的组织管理控制机制。由于权责清晰、信息传递呈直线命令链式，教学质量监控体系在动态管理过程中高效发挥控制作用，

从而提高教学质量。外部教学质量保障体系中的政府评估为决策层提供学校综合水平评价结果，社会中介机构提供行业之间的对比，新闻媒体提供学校整体水平的通识判断，用人单位、毕业生和学生家长提供学生培养质量的评价。以上各个部分都为学校的决策层提供了决策依据。这样就构成了一个完整的"内外统一、共评共管"的教学质量保障管理体系。

二、中药学研究生教育内部质量管理保障体系建设思路

高校作为内部质量管理保障体系的中心，要在正确的教育教学思想与理念的指导下，本着马克思主义关于人的全面发展思想，围绕"培养什么样的人，怎样培养人，为谁培养人"这一根本问题，以立德树人为根本任务进行体系建设；遵循"质量标准→质量计划→质量监控→质量改进"的螺旋式上升的质量形成规律和不同学科人才的成长规律，根据不同学科和专业类型的具体质量标准，按照学科人才成长的特点和专业要求培养人才，使人才培养不断适应自身规律，完善跨学科、跨领域的理论与实践支撑，推进全面的质量保障。

设计中医药高等教育内部质量管理保障体系时应把握以下5个原则。一是"一把手"为第一责任人原则。在设计中医药高等教育内部质量保证体系时，有必要将学校党委书记、校长和院党委书记、院长确定为教学质量第一责任人，分管教学工作的副校长、副院长为教学质量直接责任人，以便满足人力、物力和财力等方面的需求。二是全员性原则。提高教学质量需要全体师生员工的共同努力。其中，领导是关键，职能部门是核心，院系（部）、教研室和教师是基础，学生则是教学的主体。三是系统性原则。由学校、院系（部）、职能部门、教研室和班级等构成的多层次、纵横交错的网络是一个完整的高校教学、管理和服务系统。作为教学主体的学生，其入学、培养、就业也是互相联系、相互影响的系统过程。因此，必须贯彻系统性原则。四是长远性原则。教学质量的提高是没有止境的，应着眼于长远，不断修改、完善，使其逐渐趋于科学、合理。五是可行性原则。时间上要可行，无须耗费过多时间和精力；财力上要可行，尽量避免花费较多的经费；操作上要可行，有比较明确的评价标准、便于操作的措施和方案；效果上要可行，易于为广大师生员工所接受。

为此，需要建立一种基于全培养周期的研究生教育内部质量常态化监测体系。该监测体系要具有"四层次、四维度、全覆盖"的特性，同时引入大数据相关技术手段进行全流程管理，为全面质量保障提供决策支持。

（一）基于全过程理念的质量保障"四层次－四维度"设计

学校应建立以"节点控制"为主要特征的研究生培养环节全过程质量监控机

制，将研究生教育的质量控制重心从"重视结果"转向"重视全过程"。在具体实施过程中，把研究生教育质量细化为四个维度，即研究生生源质量、培养质量、学位授予质量和发展质量。这四个质量维度覆盖了招生选拔、过程监控、学位管理、思政教育、导师责任及就业质量等环节，同时把培养过程的监控进行了细化，突出了课程教学和阶段性考核。为了充分调动各方在质量保障中的积极性，细化并压实责任，做好决策层、管理层、执行层和操作层"四层次"责任分工，即学校层面加强对研究生教育质量提升的顶层设计，学院层面加强教学质量监控与自我评估，职能部门协同推进各项措施，教研室层面细化措施内容并应用于教学。这四个层次构成了金字塔式的组织管理控制机制。通过这种"四层次－四维度"的矩阵设计，做到全面覆盖研究生教育全过程，充分调动各方积极性，瞄准质量管理的重点、难点和痛点，深化细化质量保障制度。

（二）基于全培养周期构建研究生质量监控流程

结合研究生质量保障"四层次－四维度"的矩阵设计，开展全过程质量监测，重点关注招生选拔、课程教学、论文过程、论文答辩、质量评估五大环节。思政教育和导师团队提供的科研与实践训练将贯穿五大环节，以体现质量保障的目的性，并充分落实导师责任。同时，校、院两级研究生教育管理部门应分工协作、各尽其职。

一是招生选拔。深化研究生招生制度改革，完善优秀生源选拔机制，建立招生指标动态分配制度。建立研究生招生监督保障机制，加强招生过程监督，规范院（系）和导师在研究生招生选拔与录取中的职责。

二是课程教学。加强课程思政建设，将全过程育人模式纳入课程建设。建立课程质量准入与认证体系，加强教学秩序检查，以课程质量后评估为主要抓手，提升研究生课程教学质量。

三是论文过程。加大学位论文开题的监督力度，重视选题应源于行业需求和科研项目支撑，加强关键环节的考核管理，建立预警、分流和淘汰机制，坚持质量关口前移，真正发挥学位论文开题、中期考核等关键节点的筛选和分流作用。

四是论文答辩。在论文预答辩、送审、答辩环节，设置有效的监控措施和节点控制，采取论文双盲评审制度，必要时邀请行业专家参加。强化实行学位论文的多轮次修改，落实导师、预答辩小组、答辩委员会、质量监控小组、学院学位委员会在学位论文质量把关中的责任，全面加强对学位论文的质量监控。

五是质量评估。学位论文评价从"依靠盲审"转向"全方位质量监管"，强化阶段性考核要求，完善研究生分流机制。定期开展学位授权点自我评估，加强自我诊断。建立学位论文质量后评估反馈机制，强化后评估力度和结果使用，将学位论文后评估抽检结果与研究生教育资源分配、学位授权点定期评估直接挂钩，形成全周期研究生培养过程质量监控体系。此外，还要与用人单位和毕业生进行联系，定期或不定期地进行就业质量追踪调研，并将结果反馈到培养环节。

（三）基于大数据技术提升监测体系效率

将大数据技术引入研究生教育质量监测体系能提高监测的效率和效益。充分利用现代信息技术，建立研究生教育质量监测平台和大数据分析系统，可对研究生的培养过程进行全流程实时、动态、深度管理，确保监控时间节点的有效性和实时性，确保各类质量保障管理文件的有效落实，助力常态化机制的形成。推进信息化建设，提高治理现代化水平。建立单位内部研究生教育管理信息系统或监测平台，涵盖从研究生入学到毕业的整个过程，包括招生录取、学籍管理、课程与成绩管理、教学评价、论文送审及答辩、学位申请等环节。全周期培养过程监测，主要体现在招生选拔、课程教学、论文过程、论文答辩和质量评估这五大节点的过程监控数据，通过对数据的监控和分析，可以建立预警机制，将风险评估前置。

大数据技术可对研究生培养过程进行大数据分析，不间断采集相关信息并进行分析，研判研究生教育质量现状及发展变化趋势，并以研究生教育质量年度报告的形式，为培养单位研究生教育发展决策提供参考。例如，高校可以开展研究生教育发展质量年度报告的撰写工作，将研究生教育发展质量报告的编制作为学校构建内部质量保障与监督体系的有力依据，充分发挥其作为常态化监测手段的积极作用。

三、中药学研究生教育外部质量保障体系建设思路

学校应主动迎接政府部门的评估，建立和完善内部教学质量保障体系，积极参加国家和省内组织的各项专业评估、学科评估、精品课程评估和教材评估等。毕业生质量的高低直接反映学校整体的教育教学质量，影响着学校的声誉，进而影响学校的招生和就业，关系到学校的生存和发展。为此，学校应建立毕业生质量评价体系，实行毕业生跟踪调查制度，定期与毕业生及用人单位联系，征求他们对学校教学工作和毕业生质量的意见和建议；定期与学生家长沟通，辅导员老师可以通过"致学生家长的一封信"的形式，把学生在校表现及学习成绩等诸多方面的信息反馈给家长，并请家长提出宝贵意见，共同助力学生成长；修订教学计划和培养目标，制定新的人才培养标准；加强实践基地管理，完善学校内涵建设，拓展研究生社会实践领域，培养出适应社会需要的高质量人才。同时，各用人单位及实践基地也为研究生提供了社会实践的机会。

学校应重视社会评价工作，鼓励教师参加各种科研组织和研究会，定期开展研究活动，征求其对教学工作的意见和建议，了解、分析社会对学校的各种评价。学校应加强与新闻媒体的联系，一方面通报学校的各种消息，另一方面通过媒体及时了解社会各界对学校的评价，以提高教学质量。邀请国内同行专家和同类院校专家参加学校学术委员会，对学校教学计划、人才培养目标、教学质量、科学研究及整体管理等方面进行外部评议与评估，根据专家的建议与意见，结合学校的实际制定教学计划、人才培养目标、开设新专业等。在科学研究方面，学校也可以邀请同行专家参加评审及指导。学校应主动接受国家评估中心和省评估中心的管理和检查，与之保持密切的联系，响应号召，积极参与评估工作。

以学科评估为例，学科评估是学位中心按照国务院学位委员会和教育部颁布的《学位授予和人才培养学科目录》，对具有博士、硕士学位授予权的一级学科进行的整体水平评估。不同于政府开展的合格性评估，学科评估是以第三方方式开展的非行政性、服务性评估项目，从 2002 年首次开展，四年一轮，至今已完成五轮。学科评估按照"自愿申请、免费参评"原则，采用"客观评价与主观评价相结合"的方式进行。由于每一轮评估都在前一轮的基础上引入了新的评估指标体系，并根据国家战略、经济社会发展需求和社会对专业人才的评价进行诸多创新，因此学科评估在反映高校学科建设水平方面更具科学性和合理性，对促进高校学科建设具有重要的指导意义。其目的一是服务大局，贯彻落实国家研究生教育发展方针，展示我国学科发展成就，建立学科评价的中国标准和中国模式，服务研究生教育"提高质量、优化结构、鼓励特色、内涵发展"的大局；二是服务高校，通过对学科建设成效和质量的评价，帮助高校了解学科优势与不足，以及发展过程中不平衡、不充分的情况，促进学科内涵建设，提高学科水平和人才培养质量；三是服务社会，满足社会对教育质量的知情需求，为社会各界了解和分析学科水平与质量信息提供服务。

学科评估每四年开展一次。第一轮评估于 2002—2004 年分 3 次进行（每次评估部分学科），共有 229 个单位的 1366 个学科参评。第二轮评估于 2006—2008 年分两次进行，共有 331 个单位的 2369 个学科参评。第三轮评估于 2012 年进行，共有 391 个单位的 4235 个学科参评。第四轮评估于 2016 年在 95 个一级学科范围内开展（不含军事学等 16 个学科），共有 513 个单位的 7449 个学科参评，参评率大幅上升，也标志着学科评估的结果得到更加广泛的认可。

学科评估深入贯彻研究生教育综合改革精神，按照"人才为先、质量为要、中国特色、国际影响"的价值导向，评估指标体系保持"师资队伍与资源""人才培养质量""科学研究水平""社会服务与学科声誉"四个一级指标框架基本不变，共设置人文、社科、理工、农学、医学、管理、艺术、建筑、体育 9 套指标体系框架，每个一级学科设置不同的权重。学科评估采用"客观评价与主观评价相结合"的指标体系。一是客观指标。数据经全面核查和修订后，按照"线性规划法"计算得到各末级指标得分。对于专任教师数、授予学位数等规模指标设置上限，达到上限值则得分相同；对于省级奖励，将不同省市的设奖总数与研究生培养规模进行标准化处理。二是主观指标。分别邀请同行专家、行业专家、在校学生、用人单位分别对不同指标进行评价，得到各末级指标得分，然后根据指标权重加权得出二级指标、一级指标和整体水平得分。

在已公布的全国第四轮学科评估中，评估结果按照"精准计算、分档呈现"的原则公布。根据"学科整体水平得分"的位次百分位，将排位前70%的学科分为9档公布：前2%（或前2名）为A＋，2%～5%为A（不含2%，下同），5%～10%为A－，10%～20%为B＋，20%～30%为B，30%～40%为B－，40%～50%为C＋，50%～60%为C，60%～70%为C－。在第四轮中药学一级学科评估中，全国24所博士学位授予单位中有22所参评；部分硕士学位授权单位也参加了评估，参评的高校共计43所。在获评A类学科的中药学研究生培养单位中，上海中医药大学、天津中医药大学、南京中医药大学入选第二轮国家"双一流"建设学科，天津中医药大学、北京中医药大学、黑龙江中医药大学等7所高校联合启动了中药学"101计划"，北京中医药大学、上海中医药大学、广州中医药大学、成都中医药大学、南京中医药大学和天津中医药大学6所高校成立世界一流中医药大学建设联盟。

综上所述，以"内外统一，共评共管"的思想为指导，建立评教、评学、评管、督导监控四位一体的内部教育教学质量管理保障体系，各项措施有机结合，综合推进，既体现从严治教、从严治学、从严治管，又对全面提高教学质量形成了基本保证。依托外部多渠道的质量监控体系，加强学校内涵建设，提高人才培养质量。构建全员质量监控格局，使监控从单纯的监督、检查、评价，向导向、激励、改进方向发展，推动和促进学校的进步和发展，使教学质量管理工作向科学化、规范化发展。

第七章　中药学研究生教育的质量提升

随着经济社会的不断发展和人民生活水平的不断提高，人类对于生活质量和健康水平提出了更高的要求，回归自然、崇尚天然植物药和自然疗法已成为人们追求健康的新理念。中医药学是一门极具科学内涵的传统医学，其完整的学科体系、博大精深的理论和科学思想，具有很高的研究和发展价值。大力发展中药学研究生教育是国家战略发展的需要，是祖国医药卫生事业进步的需要，更是高等中医药院校学科建设的需要。我们要继承和发扬中医药的科学内涵、学术本质和特色优势，同时运用现代科学丰富和发展中医药理论及技术，探索中医药理论创新及现代化、市场化、国际化，通过培养高水平的中医药人才，促进中医药事业繁荣和进步。

第一节　中药学研究生教育质量提升的需求

高等教育的重要使命是人才培养，中药学教育作为高等教育的重要组成部分，其人才培养质量直接关系到人民群众的健康需求。高等中医药院校如何发挥其独特优势来培养拔尖创新型中药学专门人才，形成拔尖创新人才培养模式，对于中药教育、人民健康、国家发展具有重要意义。

一、中药学研究生教育质量提升符合国家战略需求

培养拔尖创新人才是建设创新型国家的重要人才基础，是提升综合国力、推动科学技术进步的重要途径，也是高等教育改革发展的必然要求。高校作为人才培养的重要场所，始终肩负为社会、国家输送拔尖创新人才的历史使命。随着我国经济的发展和综合国力的快速提升，特别是进入中国特色社会主义新时代，人民日益增长的美好生活需要和不平衡、不充分的发展之间的矛盾成为社会主要矛盾。人民群众的健康水平需要健全的医疗保障体系保障，而高校培养优秀的医护人才是关键。医学高等院校在人才培养方面，由追求数量规模扩张逐渐转向注重医学人才质量与

内涵建设，以满足社会对高水平医疗人才的需求。

2019 年，教育部在天津师范大学召开"六卓越一拔尖"计划 2.0 启动大会，提出"卓越医生教育培养计划 2.0"，推进新医科建设，将质量评价贯穿于教育教学各环节，把提升人才培养质量作为工作主旋律。实现高等医学教育精英化发展，培养适应我国医药卫生事业发展需要的拔尖创新人才，正逐渐成为当前高等医学教育领域的重要议题。新医科体现新理念。紧紧围绕健康中国战略实施，树立具有中医思维和中医特色的"大健康"理念，深化医教协同，不仅是培养中医拔尖创新人才、建设"健康中国"的使命担当，更是促进中医药事业可持续发展的稳定基石。党的十八大以来，习近平总书记对中医药人才培养工作高度重视。2021 年 3 月，习近平总书记在看望参加政协会议的医药卫生界、教育界委员时强调："要做好中医药守正创新、传承发展工作，建立符合中医药特点的服务体系、服务模式、管理模式、人才培养模式，使传统中医药发扬光大。"党的二十大报告指出，要"实施科教兴国战略，强化现代化建设人才支撑""促进中医药传承创新发展"，为新时代中医药传承创新人才培养工作指明了方向。

2022 年 3 月，国务院办公厅印发《"十四五"中医药发展规划》，明确了"十四五"时期中医药发展目标和主要任务，提出到 2025 年，中医药特色人才建设加快推进，中医药教育改革深入推进，具有中医药特色的人才培养模式逐步完善，人才成长途径和队伍结构持续优化，队伍素质不断提升，基层中医药人才数量和质量进一步提高。2023 年 7 月，教育部基础学科中药学本科教育教学改革试点工作（"101计划"）在天津启动。中药学基础拔尖人才培养是中医药产业链高水平发展的重要基石，是中医药高等教育落实"四个面向"的重要举措。通过深入实施中药学学科"101 计划"，加强中药学学科核心课程、核心教材、核心实践项目、核心师资团队建设，培养一批"有情怀、强本领"的中药学拔尖创新人才和创新团队，可以为全面建设社会主义现代化国家，加快实施科教兴国战略、人才强国战略、创新驱动发展战略作出更大贡献。

二、中药学研究生教育质量提升契合行业发展需求

中医药人才培养肩负着推动中医药事业发展和中医药产业现代化的重要历史使命。随着《中共中央　国务院关于深化医药卫生体制改革的意见》、《国务院关于扶持和促进中医药事业发展的若干意见》（国发〔2009〕22 号）、《国务院关于促进健康服务业发展的若干意见》（国发〔2013〕40 号）等一系列文件的颁布，国家对中医药人才培养提出了更高的要求。

2016 年 12 月 25 日，第十二届全国人民代表大会常务委员会第二十五次会议审议通过《中华人民共和国中医药法》，将中医药服务、中药保护与发展、中医药人才培养、中医药科学研究及中医药传承与文化传播等关键问题用法律形式固定下来，对于促进我国中医药事业发展具有里程碑意义。一是促进中药新药的创新研发。中医药产业的市场规模庞大。据统计，2019 年全球中医药市场规模达到 1.4 万亿美元。在中国国内市场，中医药产业也在不断扩大，2019 年中医药市场销售额达到8000 亿元人民币。未来，中医药产业将加大创新研发力度。通过提高科技水平和创新能力，中医药产业将不断推出更多高效、安全的中药新产品。同时，中医药与现代医学的结合也将得到进一步加强，促进中医药产业的创新发展。二是不断拓展中药的国际市场。中医药产业在国际上得到了广泛认可。中国与许多国家签署了中医药合作协议，推动中医药的国际化发展，同时中药的出口量也在逐年增加。这为中医药产业的发展带来了新的机遇。中国将加强与其他国家的合作，推动中医药在国际上的认可和推广。三是持续进行中药产业链升级。中医药产业链逐渐完善，涵盖中药材种植、中药饮片生产、中成药制造、中药流通等多个环节。同时，中医药产业与其他相关产业融合，形成了庞大的产业网络。中医药产业链将进一步升级，形成更加完善的产业链。中药材种植将更加规范化和标准化，中药饮片生产将更加精细化和自动化，中成药制造将更加现代化和智能化。同时，中医药服务也将更加专业化和个性化。

当前，我国中医药事业振兴发展迎来天时、地利、人和的大好时机。高等院校承担着培养中医药人才、科学研究、社会服务和文化传承创新的多重使命，在当前社会经济发展的新常态下，培养数量更多、质量更高的高层次中医药人才，为中医药事业发展和"健康中国 2030"建设提供有力的智力支撑，是当前中医药人才培养模式改革的趋势。

三、中药学研究生教育质量提升满足人才培养需求

自 1956 年国务院正式下达文件批准成立北京、上海、广州、成都中医学院以来，中医药院校相继在各地成立，中医药教育正式纳入我国高等教育体系，现代中医药高等教育实现了从无到有的历史性突破。经历 60 余年的改革与发展，目前我国共有独立设置的高等中医药院校 24 所，60 余所医学院校和非医学院校设置了中医学专业，近 100 所医学院校和非医学院校设置了中药学专业，为我国中医药事业的发展提供了强有力的人才支撑。

2024 年 4 月，为了培养德智体美劳全面发展的高层次人才，规范学位授予活

动，保护学位申请人的合法权益，保障学位制度实施，促进教育、文化和科学技术事业发展，服务社会主义现代化建设，根据宪法和教育法，第十四届全国人民代表大会常务委员会第九次会议表决通过《中华人民共和国学位法》（以下简称《学位法》）。《学位法》对规范学位授予工作，保护学位申请人的合法权益，保障学位质量，培养担当民族复兴大任的时代新人，建设教育强国、科技强国、人才强国，服务全面建设社会主义现代化国家具有重要意义。同年 5 月，为深入贯彻落实党的二十大精神，配合《研究生教育学科专业目录（2022 年）》实施，国务院学位委员会第八届学科评议组、全国专业学位研究生教育指导委员会在《授予博士、硕士学位和培养研究生的学科、专业简介》《学位授予和人才培养一级学科简介》《一级学科博士、硕士学位基本要求》《专业学位类别（领域）博士、硕士学位基本要求》基础上，根据经济社会发展变化和知识体系更新演化情况，编修了《研究生教育学科专业简介及其学位基本要求（试行版）》。主要目的是为各级教育主管部门和学位授予单位开展学科专业管理、规范研究生培养、加强学科专业建设、制订培养方案、开展学位授予等提供参考依据，为社会各界了解我国学科专业设置、监督研究生培养质量提供渠道。中药学学科评议组、全国中药学专业学位硕士研究生教育指导委员会对中药学一级学科、中药学专业学位的学科及学位内涵、学科范围、服务面向、培养目标、基本要求都进行了详尽的阐述，对学位获得标准提出了明确要求。

第二节　中药学研究生教育质量提升的方向

经过 60 余年的改革与建设，中药学学科交叉融合日益加深，中药学学科分化日益成熟，形成了由中药资源学、中药炮制学、中药鉴定学、中药化学、中药分析学、中药药理学、中药药剂学、临床中药学、民族药学和分子生药学等多个学科领域组成的中药学学科群。新时期，中药学研究生教育必须运用新理念，树立新目标，采取新举措，才能为我国成为世界高等教育强国作出贡献。

一、以提高质量为核心，实现研究生教育内涵式发展

追求质量、实现内涵式发展是研究生教育最核心、最重要的任务。新时期，我国的研究生教育质量需要持续提高，以实现研究生教育由外延式扩展向内涵式发展的转变。新时代我国研究生教育必须树立质量理念，强化质量意识，妥善处理好规模与质量的关系，确保我国研究生教育在坚持质量第一的基础上稳步发展。为此，

应打破传统评估的思维和模式，充分利用现代信息技术的优势和特点，积极开展以研究生教育监测评估为核心的质量评估、学科评估，建立更为完善的学科评价体系，推动我国研究生教育质量评价由静态走向动态，由仅评价学术贡献扩展到促进产业发展、服务社会经济建设等多方面。研究生培养单位要强化研究生导师是研究生教育质量第一主体的责任意识，落实导师在研究生招生、培养和淘汰等环节中的主体责任，确保研究生教育质量的全面提升。社会组织、专业机构要发挥自身作为第三方的专业性、独立性优势，独立开展研究生教育质量评价，为保障我国研究生教育质量提供重要参考。

二、以服务需求为导向，推进研究生教育综合改革

当今世界，全球新一轮科技革命正在孕育兴起并逐步改变着人们的生活方式和生产方式。各国围绕新能源、海洋开发等领域的技术创新更加密集，绿色经济、低碳技术、生物技术等新兴产业正在世界范围内蓬勃发展。为适应国内外发展的新形势和新变化，我国研究生教育必须以服务需求为导向，推动研究生教育领域综合改革。《关于深入推进学术学位与专业学位研究生教育分类发展的意见》明确提出，学术学位与专业学位研究生教育都是国家培养高层次创新型人才的重要途径，两类学位同等重要，培养单位应予以同等重视。两类学位具有培养学术创新型人才和实践创新型人才的不同定位，但都应把研究生的坚实基础理论、系统专门知识、创新精神和创新能力作为培养重点。专业学位也要提升创新能力，而不是单纯的技能或专业能力的训练。这也凸显了服务社会发展需求，适应世界科技发展新趋势，有力服务于我国经济发展方式转变，是学位与研究生教育改革发展的基本出发点。

新时代，我国研究生教育以服务需求为导向，就是要服务于国家重大发展战略，服务国家和区域经济社会发展需要，不断满足人民对优质研究生教育的需求。一是优化学科布局结构，实现服务需求与优化布局的良好对接。一方面要加强中药相关新兴学科、交叉学科建设，特别是国家特需领域的发展，使之更好地服务国家经济社会建设；另一方面，应扶持区域发展的特色交叉学科、培育学科，统筹学科发展与区域经济发展的合理对接。二是加快推进中药学专业学位研究生教育发展，为国家经济社会发展培养大批应用型、创新型、复合型高层次人才。为此，中药学学位培养单位既要在社会发展急需的新材料、新能源、大数据和"互联网＋"等领域加大交叉人才培养的力度，也要注重突出专业学位的特点，加强实践环节的培养，促进专业学位人才培养与医药行业、企业相结合。三是加快推进人才培养模式改革。中医药高校应以突出科技创新能力为核心，深化学术学位研究生的培养模式改革；

以强化应用、转化、实践能力为核心，培养经济社会发展所需的高层次人才；建立服务需求导向机制，真正从研究生、用人单位的实际需求出发来设计课程体系、创新培养模式。

三、以制度建设为重点，加快落实研究生教育制度化

教育制度是合理配置各种教育利益主体关系的保障，教育制度的创新需要教育法治的保障和促进。新时代，我国研究生教育利益主体比以往更加多元，矛盾更加复杂，诉求更加多样。各主体之间的适度张力只有通过强化制度建设，才能真正确保各主体的利益。

新时代加快推进我国研究生教育法治化进程，必须在立法和执法中凸显法治的本质要求。一是进一步加强相关法律法规和制度建设，确保研究生教育有法可依、有法必依。2025 年 1 月 1 日，《学位法》正式施行，《中华人民共和国学位条例》同时废止。《学位法》的制定体现了国家对高层次人才培养的高度重视，不仅规范了学位授予活动，而且通过明确学位授予的条件和程序，保证了学位的质量和权威，有利于促进高等教育的发展，提高研究生的培养质量，满足社会对高层次人才的需求。《学位法》的实施也为研究生教育改革提供了法律基础，如《学位法》鼓励学位授予单位根据本单位特色制定学位授予的具体标准，这有利于推动研究生教育的分类发展和个性化培养。此外，《学位法》还增加了对学位授予过程中学术不端行为的制约条款，强化了学术诚信。在坚持研究生教育事权法治化的前提下，各利益主体的权责关系更加明确，各利益主体的权力清单、责任清单和负面清单制度逐步完善，具有中国特色、国际视野的研究生教育质量标准体系也将随之革新和进步，研究生培养单位的自主权必将有所保障。二是完善研究生教育的监督和问责制度，确保研究生教育领域违法必究。首先，政府应建立和完善研究生教育监督制度。在加强研究生教育监督的过程中，政府必须加大事中和事后监督力度，规范研究生教育行政权力行使的程序。其次，研究生培养单位要加强研究生招生等信息公开，及时发布办学信息、年度报告等，确保政府相关部门、社会公众、在校研究生、学生家长、研究生导师等研究生教育利益相关者的知情权，并接受他们的监督。

第三节　中药学研究生教育质量提升的路径

中药学研究生教育是我国中医药教育体系的重要组成部分，提升中药学研究生

教育质量具有重要意义。为解决我国中药学研究生教育质量提升面临的诸多挑战，破解发展难题，提高中药学研究生教育的质量，以下将从教育思想转变、人才培养目标的社会适应性、人才培养规格的调整、课程设置与教学内容的更新、实践教学体系的协同建构、高素质专业化教师水平的提升、质量保障体系建设的升级七个方面探讨中药学研究生教育质量提升的路径。

一、教育思想理念的转变

当前，我国高校已经有了相当大的办学自主权，但在教育思想理念方面却表现出极大的历史惯性，以人为本、终身学习、通识教育、国际化、学术自由等理念仍然没有很好地付诸实践。中医药人才培养模式单一，没有根据当前经济社会发展和中医药事业发展的需要、医学模式的转变、医疗服务的内容与对象的改变、大健康产业发展对人才的需求变化而转变，尚未形成与"健康中国"发展规划相适应的新兴教育理念。

新时期，中药学研究生教育关注的重点应由知识教育转向文化素质教育，由管理育人转向文化育人，由以教学为中心转向教学、科研相统一，由"教"转向"教、学、研、产、用"结合，由单纯的知识传授转向知识、能力、素质协调发展，由政府办学转向依法自主办学，在中医药高等教育中由"知识、技能"培养转向"中医思维""中医药思维和现代科学思维"培养。具体来说，中药学研究生培养一是以实践为导向，强调实践教学的重要性，通过实践培养学生的动手能力和独立解决问题的能力；二是以学科交叉融合为导向，鼓励跨学科学习，培养学生的综合素质和创新能力；三是以创新思维为导向，注重培养学生的创新思维和批判性思维，鼓励学生敢于挑战传统观念，在传承精华的基础上，勇于探索新领域。

二、人才培养目标的社会适应性

长期以来，中医药院校教育的培养目标大多为学术型人才，强调中医药学科知识的完整性和科学研究，忽视了能够解决临床实际问题的临床型人才培养和中药生产实际的应用型人才培养。高校对中药学学科的建设缺乏战略思考，缺乏对人才培养模式的顶层设计，导致中药学人才培养目标与专业培养要求、课程目标相脱离，社会适应性存在着长期的缺位现象。当前，中医药和大健康产业已上升为国家战略，发展势头强劲，中医药产业链由最初的"治疗＋疾病愈后"发展为融"治未病""亚健康干预""疾病治疗""康复保健"为一体，以及中药工业、中药农业、中药化妆品、中药保健品、中药制造业、中医药旅游业、中医药信息产业等于一体的新兴业态。

面对国家中医药事业和大健康产业的强劲发展，学校对于培养什么样的中医药人才、怎样培养这样的人才、人才培养模式如何改革，以及新的人才培养模式如何实现等问题，都必须进行认真的科学规划和顶层设计，应该从培养目标的设定、实践能力的培养、跨学科交流与合作、学生的职业发展、职业道德和人文素养的培养等多方面入手，全面提升中药学研究生的综合素质和社会适应性，从而培养出更多优秀的中药学研究生，为中医药事业的发展贡献力量。

三、人才培养规格的调整

目前，中医药高等教育人才培养规格存在不稳定性，多数院校将毕业生的临床能力、实践能力作为人才培养质量的判断尺度，导致培养方案中重复性的技能训练偏多，而思维培养偏少。在当前中医药事业快速发展的大背景下，社会用人标准发生了变化，因此人才培养规格应当随之调整以满足岗位需求。

一是灵活调整学制。根据研究生的学习能力和需求，灵活调整学制为两年制、三年制或四年制，从而为研究生提供更多选择和灵活性，使其能够更好地安排自己的学习和生活。二是优化课程设置。根据中药学学科的特点和需求，优化课程设置，增加综合性、实践性和创新性课程的比重，同时加强不同学科之间的交叉融合，培养研究生的综合能力和跨学科思维。三是加强实践教学。增加实践教学环节的比重，为研究生提供更多的实践机会和平台。学校可以与企业合作，建立实践教学基地，开展实践教学活动；还可以鼓励研究生参加国内外学术交流和实践活动，拓宽研究生的学术视野并增加经验。四是引入多元化的评价机制。建立多元化的评价机制，将学术成果、实践能力和创新能力等多方面因素纳入评价标准，从而更全面地评估研究生的综合素质和能力水平，为培养更多优秀的中药学人才提供保障。

四、课程设置与教学内容的更新

从总体上看，我国现阶段的中医药类专业课程设置仍然是以知识为中心的学科课程。中药学专业的专业基础课程体系分为中医药基础课程、化学基础课程、生物医学基础课程。专业课程体系包括中药古典文献、临床中药学、方剂学、中药化学、中药药理学、中药鉴定学、中药炮制学、中药药剂学、中药分析、药事管理学等课程。中医药相关课程与现代科学相关课程比例大约为 6 : 4，实践课程相对较少，部分学校人才培养方案中缺少实训环节。

因此，院校可以秉承"一贯制"培养理念和中医"师承"传统，采取多院校联合的"分阶段""模块制""双导师制"培养模式，重新构建研究生课程模块；探索实施导师制、学分制、书院制，实行小班化、个性化、国际化育人模式，将中医药前沿的科学研究内容融入学术指导和课题研究过程中，培养具有扎实中医药功底、掌握先进科学技术的国际化、高水平中药学拔尖创新人才；推动优质学术资源一线共享，推动"中医药＋"智慧化、协同化、融合式课程内容及体系变革，聚焦"学生、教师、管理者、质量监控"四类主体人群，构建新型数字化教育模式。例如，可建设中药基础理论课程群综合实训平台等智慧化、数字化实训场地，实时共享优质教学资源，虚实结合开展自主学习和实践，精准教学，因材施教，将规模化和个性化学习相统一，实现理论学习和实践练习高效循环迭代。

五、实践教学体系的协同建构

当前，中药学专业人才培养主要强调现代科学技术对学科发展的作用，一定程度上忽视了中医药理论和中医药文化对人才培养的重要作用，导致学生不愿意深入学习中医药理论和中药传统技能，中医药基本理论、基本知识掌握不扎实，中医药思维弱化，无法运用中医药理论指导实践。学生对中药传统技能的认可度降低，中药传统技能传承呈现断层趋势。

中药学实践教学体系的理论基础是中医药理论。中医药理论强调整体观念和辨证论治，因此在中药学实践教学中，应注重培养学生的中医思维，让学生了解中药的性味归经，掌握中药的配伍原则等传统理论；同时需要将理论知识与临床实践相结合，通过案例教学、实验教学等方式，使学生更好地掌握中药学基础知识。实践教学是中药学教学的重要组成部分。在实践教学中，应注重多元化的导学方法，通过生产线操作、临床应用实践等方式，使学生对中药学有更直观的认识。此外，院校应注重培养学生的创新意识和创新能力，可以通过项目制教学、导师制教学等方式，引导学生开展探索性课题研究，鼓励学生发现问题、解决问题；还可以通过开展学术讲座、学术交流等活动，拓宽学生的知识面，激发学生的创新热情。此外，学校还可以与企业合作，让学生在实习中了解企业的生产流程和质量控制，培养学生的职业素养和创新能力。

六、高素质、专业化教师水平的提升

目前，我国中药学教师队伍建设缺乏优秀中医药领军人才和高水平团队支撑，中国科学院院士、中国工程院院士人数极少；人才梯队断档严重，学科带头人、学术带头人及骨干教师普遍处于新老交替期，主干学科的后备人才和复合型人才较为缺乏，制约了中医药学科的发展。同时，从教师本位出发，中医药院校教师自我主体性发展意识缺乏，直接影响教师对教学的热忱度、投入度和对职业的认可度。由此可见，建设高素质专业化教师队伍道阻且长。

应严守师德师风第一标准，关爱教师身心健康，建立名师工作室，开展针对性、实效性强的教师培育项目。坚持分层分类、全过程、全方位原则，成长平台成体系、有衔接，为各类型、各阶段人才成长搭台子、架梯子。畅通"博士后－优秀青年人才－高层次领军人才－战略科学家"成长全链条，建立健全引育并举、专兼结合的人才引育体系。针对性地培育优秀青年科技人才、教学名师、名医等三类人才，助力青年人才个性化发展。实施国家级人才精准培育计划、学科后备带头人培育计划，按照学术带头人、学术骨干、青年教师分层次设置教师岗位年度招聘岗位，根据岗位性质按需引进，科学有序做好战略人才储备。坚持以"多元"破"五唯"，在职称评审中建立多元学术评价指标体系和具有中医药特色的评价体系，构建"必备－可选"条件转换通道，允许用促进学校和学科发展的高水平成果替代部分必备条件；建立适合传统中医药理论研究人才和中药产业应用人才的特色评价通道。设立潜心教学优秀教师奖、最具影响力学术成果奖等奖项，以年度绩效奖励为杠杆，激发教职工队伍的创新活力。

七、质量保障体系的升级

随着高等教育管理体制改革的不断深入，高等教育质量管理与控制权的重心逐步由中央教育行政主管部门向地方教育行政主管部门乃至高校转移，高校办学自主权逐步扩大。高等教育的质量最终形成于教育活动过程之中，高校内部的过程保障应成为整个高等教育质量保障体系的基础。从这个角度看，高等教育质量保障的重心应该是高校内部，政府、社会等外部监控应做强有力的辅助，保障质量体系的合理、公正及有效评价和有力的反馈。

作为教育主管部门，政府应该完善第三方评估机构相关的法律法规，从法律的角度保障专业第三方评估机构的合法地位，同时政府也需要转变角色，从直接实施评估转向对评估的宏观管理；作为专业的第三方评估组织，应该通过评估人员的专业化、评估标准制定的合理化等途径提升自身的专业度，从而提高大众对其的信任度；作为研究生培养的应然主体，高校应该从自身特色出发，以质量提升为目标，建立健全内部质量管理机制，构建校园质量文化。外部保障机制和内部保障机制协同发力，才能更好地发挥研究生教育质量评估的作用，切实提高研究生教育质量。

附录

中药学硕士招生专业目录

（截至 2025 年 5 月）

序号	招生单位	门类	学科类别	专业	研究方向
1	（14430）中国科学院大学	（07）理学	（0781）中药学	（078100）中药学	中药化学成分及药理
					中药学（西北高原生物研究所）
					中药药效物质基础与中药制剂研究
					中药药效评价与临床研究
2	（10023）北京协和医学院	（10）医学	（1008）中药学	（100800）中药学	药学方向
					植物学方向
3	（10025）首都医科大学	（10）医学	（1008）中药学	（100800）中药学	中药体内吸收机制及代谢动力学研究
					中药间接作用，跨器官治疗作用研究
					中药复方药效物质与制剂工艺研究
					中药药效物质及其作用靶点和分子机制研究
					药用植物天然活性成分合成生物学研究
					中药质量分析与安全性研究；痕量成分分析新方法开发研究
					动物类中药炮制原理及质量评价研究
					中药药理与新药开发研究
					中药有效成分发现、作用机制及中药药性理论科学内涵研究

序号	招生单位	门类	学科类别	专业	研究方向
					中药化学成分与新药研究
			(1056) 中药	(105600) 中药	药用植物天然活性成分合成生物学研究
					中药药理与新药研发研究
					中药复方体内过程及机制研究
					中药抗炎与免疫药理研究
					中药临床药学与中成药综合评价
					中药临床药学研究
4	(10026) 北京中医药大学	(10) 医学	(1008) 中药学	(100800) 中药学	不区分研究方向
			(1056) 中药	(105600) 中药	不区分研究方向
5	(10052) 中央民族大学	(10) 医学	(1008) 中药学	(100800) 中药学	不区分研究方向
			(1056) 中药	(105600) 中药	不区分研究方向
6	(11418) 北京城市学院	(10) 医学	(1056) 中药	(105600) 中药	不区分研究方向
7	(84502) 中国中医科学院	(10) 医学	(1008) 中药学	(100800) 中药学	由中药研究所导师培养
					由中医基础理论研究所导师培养
					由医学实验中心导师培养
					由西苑医院导师培养
					由广安门医院导师培养
					由中医药健康产业研究所导师培养
					由中药资源中心导师培养
					由青蒿素研究中心导师培养
			(1056) 中药	(105600) 中药	由中药研究所导师培养
					由西苑医院导师培养
					由中医药健康产业研究所导师培养

续表

序号	招生单位	门类	学科类别	专业	研究方向
					由中药资源中心导师培养
8	（10063）天津中医药大学	（10）医学	（1008）中药学	（100800）中药学	不区分研究方向
			（1056）中药	（105600）中药	不区分研究方向
9	（10075）河北大学	（10）医学	（1008）中药学	（100800）中药学	中药质量控制
					临床中药学
					中药药理学
					中药资源学
			（1056）中药	（105600）中药	不区分研究方向
10	（10093）承德医学院	（10）医学	（1008）中药学	（100800）中药学	不区分研究方向
			（1056）中药	（105600）中药	不区分研究方向
11	（14432）河北中医药大学	（10）医学	（1008）中药学	（100800）中药学	中药炮制与资源
					临床中药学
					中药药理学
					中药分析学
					中药药剂学
			（1056）中药	（105600）专业	中药质量评价与控制
					中药合理应用与药学服务
					中药制药工程与技术
					药事服务与不良反应监测
					中药检验与质量控制
12	（10108）山西大学	（10）医学	（1056）中药	（105600）中药	不区分研究方向

续表

序号	招生单位	门类	学科类别	专业	研究方向
13	（10809）山西中医药大学	（10）医学	（1008）中药学	（100800）中药学	中药/天然药物化学
					中药资源学
					中药炮制学
					中药制剂与分析学
					中药药理学
					临床中药学
					药食同源功能食品学
			（1056）中药	（105600）中药	中药制剂技术研究与质量评价
					中药资源开发与品质评价
					中药炮制规范与饮片质量标准研究
					中药药理与安全性评价
					药食同源功能食品开发与利用
					药事管理与法规研究
14	（87401）山西省中医药研究院	（10）医学	（1008）中药学	（100800）中药学	中药学基础和应用基础研究
15	（10132）内蒙古医科大学	（10）医学	（1008）中药学	（100800）中药学	不区分研究方向
16	（10136）内蒙古民族大学	（10）医学	（1008）中药学	（100800）中药学	蒙药鉴定与品种资源研究
					蒙药配伍规律、工艺及新药研究
					蒙药及复方制剂质量标准研究
					蒙药有效物质及药理研究
				（1008Z1）中（蒙）药化学与药理学	中（蒙）药药效物质基础研究
					中（蒙）药配伍规律及复方作用机制研究

续表

序号	招生单位	门类	学科类别	专业	研究方向
			（1056）中药	（105600）中药	蒙药生产工艺及新药研究
					蒙药及复方质量标准研究
					临床蒙药研究
					蒙药资源保护及流通研究
17	（10162）辽宁中医药大学	（10）医学	（1008）中药学	（100800）中药学	不区分研究方向
			（1056）中药	（105600）中药	不区分研究方向
18	（10163）沈阳药科大学	（10）医学	（1008）中药学	（100800）中药学	中药和民族药资源研究与开发
					中药品质评价
					中药炮制机理及工艺规范化
					中药药效物质基础、安全性、有效性及作用机理
					中药给药系统、制剂工艺及新药开发
			（1056）中药	（105600）中药	校内不区分研究方向
19	（10193）吉林农业大学	（10）医学	（1008）中药学	（100800）中药学	中药资源学
					中药化学
					中药炮制学
					中药药理学
			（1056）中药	（105600）中药	不区分研究方向
20	（10199）长春中医药大学	（10）医学	（1008）中药学	（1008Z2）中药化学	中医药传统功效的科学内涵及生物学机制研究
					中药有效成分发现、生物转化及健康产品研究与开发

序号	招生单位	门类	学科类别	专业	研究方向
					中药药效物质基础和质量标准的研究
					中药活性成分作用（新）靶标的发现与确证
				（1008Z3）中药药理学	中药动物药药理学研究
					中药药性理论及中药作用机制研究
					中药传统功效生物学机制研究
				（1008Z4）中药分析学	中药活性物质分析研究
					中药分析新方法与新技术研究
					中药质量标准规范化研究
				（1008Z5）中药药剂学	中药制剂新技术与新药开发研究
					中药新型给药系统研究
					中药基础研究与新药研发
					计算药剂学与合理用药
				（1008Z7）中药炮制学	中药炮制关键技术及科学内涵研究
					中药动物药炮制及质量评价研究
					中药矿物药炮制及质量评价研究
				（1008Z8）中药鉴定学	中药品质鉴定、质量标准及其开发利用研究
					中药资源综合利用与道地药材质量形成研究
			（1056）中药	（105600）中药	中药炮制与制药技术
					中药鉴定分析与检验
					中药生物技术
					中药医院调剂与制剂管理
					中药新药研究与开发

序号	招生单位	门类	学科类别	专业	研究方向
21	（10228）黑龙江中医药大学	（10）医学	（1008）中药学	（1008Z1）中药化学	不区分研究方向
				（1008Z2）中药药剂学	不区分研究方向
				（1008Z3）中药药理学	不区分研究方向
				（1008Z4）中药炮制学	不区分研究方向
				（1008Z5）临床中药学	不区分研究方向
				（1008Z6）中药资源学	不区分研究方向
				（1008Z7）中药鉴定学	不区分研究方向
			（1056）中药	（105600）中药	不区分研究方向
22	（10240）哈尔滨商业大学	（10）医学	（1008）中药学	（100800）中药学	中药化学
					中药药理学
					中药药剂学
					中药炮制学（含中药资源学）
			（1056）中药	（105600）中药	中药有效成分及活性研究
					中药质量标准研究
					中药新剂型研究
					中药新药开发研究
23	（87801）黑龙江省中医药科学院	（10）医学	（1008）中药学	（100800）中药学	不区分研究方向
			（1056）中药	（105600）中药	不区分研究方向

序号	招生单位	门类	学科类别	专业	研究方向
24	（10268）上海中医药大学	（10）医学	（1008）中药学	（100800）中药学	中药制剂、中药药理、中药资源、中药化学等相关126个研究方向
			（1056）中药	（105600）中药	中药质量控制和标准制订研究、临床中药学、中药新药研究等102个研究方向
25	（91020）海军军医大学	（10）医学	（1008）中药学	（100800）中药学	分子中药学与中药品质调控
					中药、民族药资源开发利用及品质调控
					中药复方系统生物学研究
					中药及其内生菌的活性物质与功能
					中药药代动力学与配伍规律研究
					中药药效物质基础及作用机制研究
					中药质量分析与传感
					中药资源品质评价及开发利用
					中药资源优异种质创制
			（1056）中药	（105600）中药	分子中药学与中药生物智造
					中药、民族药资源开发利用及品质调控
					中药活性成分的发现
					中药及其内生菌的活性物质与功能
					中药药效物质基础及作用机制研究
					中药质量分析与传感
					中药资源品质评价及开发利用
					中药资源优异种质创制
26	（10299）江苏大学	（10）医学	（1008）中药学	（100800）中药学	中药及天然药物化学成分研究
					中药质量评价及中药资源开发
					中药新剂型、新制剂研究
					中药药理及毒理研究

续表

序号	招生单位	门类	学科类别	专业	研究方向
27	（10307）南京农业大学	（10）医学	（1008）中药学	（100800）中药学	药用植物种质资源评价与种质创新
					药用植（动）物栽培养殖理论与技术
					中药材安全与监控
			（1056）中药	（105600）中药	中药材规范化生产
					中药材安全与监控
					中药资源开发与利用
28	（10315）南京中医药大学	（10）医学	（1008）中药学	（100800）中药学	中药药效物质基础方向
					中药化学与分析学方向
					中药资源与鉴定学方向
					中药炮制学方向
					中药药剂学方向
					中药药理学方向
					中药炮制及制剂研究
			（1056）中药	（105600）中药	临床中药学
					中药资源开发与综合利用
					中药质量控制技术与方法
					中药制药技术与产品开发
					中药在疾病干预中的效用机制研究
					针药结合效应规律及机制的基础与临床研究
					中药效应与安全评价方法
					中药药理学方向
					中药药效研究
29	（10316）中国药科大学	（10）医学	（1008）中药学	（1008Z1）中药化学	中药化学生物学
					中药化学成分研究及新药研发

序号	招生单位	门类	学科类别	专业	研究方向
				（1008Z2）中药生物技术学	中药资源利用与生物技术
					中药新药研发与生物技术
					中药活性成分体内过程与生物技术
				（1008Z3）中药药理学	中药抗炎免疫药理学
					中药神经精神药理学及毒理学
					中药抗代谢性疾病药理学
					中药抗肿瘤药理学
					中药及复方药理学
					中药及天然药物分子药理学
				（1008Z4）中药制剂学	中药制剂新剂型与新技术
					中药组分与物质基础
					中药新辅料研究与开发
				（1008Z5）中药分析学	现代中药分析
					中药体内分析研究
					中药谱效关系研究
				（1008Z6）中药资源学	中药资源与新药研发
					中药资源与质量
					中药代谢工程
				（1008Z8）中药炮制学	新型中药饮片的研制及质量评价
					中药炮制原理研究与应用
			（1056）中药	（105600）中药	中药质量评价与资源开发
					中药药效与安全性评价
					中药活性物质研究与产品开发

续表

序号	招生单位	门类	学科类别	专业	研究方向
30	(11117) 扬州大学	(10) 医学	(1008) 中药学	(100800) 中药学	中药化学
					中药制剂
					中药药理
					中药分析
			(1056) 中药	(105600) 中药	中药功效物质与效应评价
					中药检验与分析
					中药临床应用
					中药安全性评价及一致性评价
31	(11641) 江苏海洋大学	(10) 医学	(1056) 中药	(105600) 中药	中药资源与鉴定
					中药化学
					中药分析学
					中药药理学
					中药炮制与制剂
					海洋中药学
32	(10337) 浙江工业大学	(10) 医学	(1056) 中药	(105600) 中药	不区分研究方向
33	(10341) 浙江农林大学	(10) 医学	(1056) 中药	(105600) 中药	药用植物种子种苗及生态栽培
					中药材品质评价与质量控制
					中药活性成分次生代谢调控
					中药功能因子挖掘及健康产品研发
					中药靶向活性因子筛选与生物制造
34	(10343) 温州医科大学	(10) 医学	(1008) 中药学	(100800) 中药学	不区分研究方向
35	(10344) 浙江中医药大学	(10) 医学	(1008) 中药学	(100800) 中药学	不区分研究方向
			(1056) 中药	(105600) 中药	不区分研究方向

序号	招生单位	门类	学科类别	专业	研究方向
36	（10366）安徽医科大学	（10）医学	（1008）中药学	（100800）中药学	不区分研究方向
			（1056）中药	（105600）中药	不区分研究方向（含非全日制）
37	（10369）安徽中医药大学	（10）医学	（1008）中药学	（100800）中药学	中药资源和鉴定
					中药化学
					中药炮制
					中药药剂
					中药药理
					中药分析
					中药药代动力学
					临床中药学
			（1056）中药	（105600）中药	中药材生产与加工研究
					中药制药过程与质量控制研究
					中药新产品研究与开发
					中药临床药学与服务研究
38	（10376）皖西学院	（10）医学	（1056）中药	（105600）中药	中药材生态种植与品质提升
					药用植物资源保护与种质创新
					中药制药工程与技术
					中药检验与质量控制
39	（10393）福建中医药大学	（10）医学	（1008）中药学	（100800）中药学	不区分研究方向
			（1056）中药	（105600）中药	不区分研究方向
40	（10412）江西中医药大学	（10）医学	（1008）中药学	（100800）中药学	中药药剂
					中药分析
					中药化学

续表

序号	招生单位	门类	学科类别	专业	研究方向
					中药药理
					中药炮制
					中药资源
					临床中药学
				(1008J2)民族药学	民族药品整理与质量评价
					民族药药效物质基础与作用机理研究
			(1056)中药	(105600)中药	中药资源与鉴定
					中药药剂
					中药炮制
					中药质量控制
					中药化学
					中药药理
41	(10440)滨州医学院	(10)医学	(1056)中药	(105600)中药	不区分研究方向
42	(10441)山东中医药大学	(10)医学	(1008)中药学	(100800)中药学	中药理论与应用研究
					中药及其复方药理和毒理的研究
					中药药效物质基础研究
					中药制剂学研究
					中药资源学研究
					中药炮制学研究
					中药鉴定学研究
					中药药理学研究
					中药化学研究
					中药分析研究
					中药监管科学研究
			(1056)中药	(105600)中药	中药制药技术与产品开发

序号	招生单位	门类	学科类别	专业	研究方向
					中药材生产与资源开发
					中药炮制加工规范化及品质评价
					中药鉴定技术
					中药药效与安全性评价
					中药化学成分及活性物质筛选
					中药分析技术
					中药制剂研究
					中药制剂技术
					中药栽培与资源开发
					中药药理研究
					中药药理技术
					中药化学研究
					中药资源开发
					中药监管科学研究
					中药分析研究
43	（10452）临沂大学	（10）医学	（1056）中药	（105600）中药	不区分研究方向
44	（10466）河南农业大学	（10）医学	（1056）中药	（105600）中药	不区分研究方向
45	（10471）河南中医药大学	（10）医学	（1008）中药学	（100800）中药学	中药药性与应用研究
					中药鉴定、资源与评价
					中药药效物质基础与作用机制研究
					中药饮片质量控制及临床应用研究
					中药制剂新剂型新技术与评价
					中药分析与质量评价
					中药药理学
					呼吸疾病中药复方分析技术
					不区分研究方向（中医药科学院）
				（1056）中药	（105600）中药	中药临床药学

续表

序号	招生单位	门类	学科类别	专业	研究方向
					中药鉴定、资源与评价
					中药化学成分及活性物质筛选
					中药炮制技术
					中药制药工程与技术
					中药分析与质量评价
					中药药理实验技术
					中药资源利用与开发
					中药新药及机制研究
					中药功效成分及作用机制
46	（10475）河南大学	（10）医学	（1008）中药学	（100800）中药学	中药资源开发与利用
					中药药理学
					中药药效物质与新药研究
					中药质量控制
					中药新型制剂研究
					社会与管理药学
					中药监管科学
			（1056）中药	（105600）中药	制药工程与技术
					中药检验与分析
					新药设计与开发
					社会与管理药学
					中药药效物质基础与安全性评价
					中药监管科学
47	（10487）华中科技大学	（10）医学	（1056）中药	（105600）中药	中药检验与分析（含非全日制）
					医院调剂与制剂（含非全日制）
					药事管理（含非全日制）
					制药工程与技术（含非全日制）
48	（10496）武汉轻工大学	（10）医学	（1056）中药	（105600）中药	不区分研究方向

序号	招生单位	门类	学科类别	专业	研究方向
49	（10507）湖北中医药大学	（10）医学	（1008）中药学	（100800）中药学	临床中药学研究
					中药药理学与毒理研究
					中药制剂及新技术、新剂型、新材料研究
					中药资源品质评价与开发研究
					中药饮片炮制工艺、质量控制及原理研究
					中药物质基础及作用机制研究
					中药质量控制与评价研究
			（1056）中药	（105600）中药	中药制药工艺与技术
					中药质量控制与分析
					中药资源与开发
					中药药效与安全
					临床中药学
					中药监管科学
50	（10524）中南民族大学	（10）医学	（1008）中药学	（100800）中药学	中药药理学
					中药制剂学
					中药分析学
			（1056）中药	（105600）中药	不区分研究方向
51	（10541）湖南中医药大学	（10）医学	（1008）中药学	（100800）中药学	临床中药学
					中药学
					中药资源学
					中药化学
					中药药剂学
					中药炮制学
					中药分析学

续表

序号	招生单位	门类	学科类别	专业	研究方向
					中药药理学
					中药制剂学
52	(10572) 广州中医药大学	(10) 医学	(1008) 中药学	(100800) 中药学	不区分研究方向
			(1056) 中药	(105600) 中药	不区分研究方向
53	(10573) 广东药科大学	(10) 医学	(1056) 中药	(105600) 中药	中药制剂研究与开发
					中药质量分析与评价
					中药化学成分的研究与应用
					中药药效评价与应用研究
					中药资源开发与品质评价
					中药炮制原理与应用研究
					中国科学院华南植物园中药创新班
54	(12121) 南方医科大学	(10) 医学	(1008) 中药学	(100800) 中药学	不区分研究方向
			(1056) 中药	(105600) 中药	不区分研究方向
55	(10600) 广西中医药大学	(10) 医学	(1008) 中药学	(100800) 中药学	临床中药学
					中药化学
					中药药理学
					中药资源学
					中药药剂学
					中药鉴定学
					海洋中药学
					中药分析学
					中药炮制学
					民族药学（壮瑶药）
			(1008) 中药学	(1008Z1) 民族药学	民族药药理与安全性评价研究

序号	招生单位	门类	学科类别	专业	研究方向
			（1056）中药	（105600）中药	中药药效评价与应用研究
					中药化学成分研究与应用
					海洋中药学研究与应用
					中药药性研究与临床应用
					中药（壮瑶药）鉴定
					中药（壮瑶药）资源开发
					中药（壮瑶药）质量分析与评价
					中药炮制与饮片质量标准研究
					中药制剂研究与开发
					壮瑶药的研究与应用
56	（10631）重庆医科大学	（10）医学	（1008）中药学	（100800）中药学	不区分研究方向
			（1056）中药	（105600）中药	不区分研究方向
57	（10635）西南大学	（10）医学	（1008）中药学	（100800）中药学	不区分研究方向
			（1056）中药	（105600）中药	不区分研究方向
58	（10632）西南医科大学	（10）医学	（1008）中药学	（100800）中药学	不区分研究方向
59	（10633）成都中医药大学	（10）医学	（1008）中药学	（100800）中药学	中药理论的科学内涵及临床应用创新研究
					中药物质基础及质量评价研究
					中药制剂新技术、新剂型和炮制研究
					中药资源与鉴定研究
					中药药效和毒理研究
				（1008Z7）民族药学	民族药药效及物质基础研究
					民族药资源与评价研究

续表

序号	招生单位	门类	学科类别	专业	研究方向
					民族药炮制与制剂研究
					民族药质量控制及多维评价研究
					中外传统药物交流、管理和对比研究
					民族药药理及毒理研究
			(1056) 中药	(105600) 中药	中药临床应用创新研究
					中药监管科学研究
					中药化学有效成分与质量标准应用研究
					中药新制剂、新剂型、新技术应用研究
					中药品种、质量与资源开发应用研究
					中药药效和毒理应用研究
60	(13705) 成都医学院	(10) 医学	(1056) 中药	(105600) 中药	中药制药工程与技术
					中药检验与质量控制
					中药品种、品质研究与资源开发
					中药功效物质研究与效应评价
61	(10656) 西南民族大学	(10) 医学	(1008) 中药学	(100800) 中药学	中药药理学
					中药化学
					中药药剂学
					中药鉴定学
					中药炮制学
			(1056) 中药	(105600) 中药	中药产品研发
					中药材规范化生产
					中药制药工程与技术
					中药检验与质量控制

序号	招生单位	门类	学科类别	专业	研究方向
62	（10662）贵州中医药大学	（10）医学	（1008）中药学	（100800）中药学	天然药物化学及活性成分研究
					中药及民族药化学及中药新药的研究
					中药及民族药质量控制及新药研究
					中药及民族药资源分类鉴定与质量控制
					中药及民族药药物新制剂及新剂型
					中药及民族药的基础研究与开发
					中药及民族药产地加工与炮制研究
					中药药理研究
			（1056）中药	（105600）中药	中药民族药资源生产与开发利用
					中药民族药药效物质与产品研发
					中药民族药质量控制技术与方法
					中药民族药制药新技术与产品开发
					中药民族药药效评价与安全性研究
					临床中药民族药研究
					中药民族药产地加工与炮制研究
63	（10680）云南中医药大学	（10）医学	（1008）中药学	（100800）中药学	不区分研究方向
				（1008Z1）民族药学	不区分研究方向
			（1056）中药	（105600）中药	不区分研究方向
64	（10696）西藏藏医药大学	（10）医学	（1008）中药学	（100800）中药学	藏药学
65	（10697）西北大学	（10）医学	（1008）中药学	（100800）中药学	不区分研究方向
			（1056）中药	（105600）中药	不区分研究方向

续表

序号	招生单位	门类	学科类别	专业	研究方向
66	（10716）陕西中医药大学	（10）医学	（1008）中药学	（100800）中药学	中药抗炎免疫药理及机制研究
					中药抗脑缺血与神经药理研究
					中药药理研究新方法与新技术
					中草药药效物质基础研究
					秦药化学研究与开发
					中药资源品质评价研究
					中药资源的开发与利用研究
					分子生药学研究
					中药制剂工艺与新产品开发
					中药制药过程关键技术及适宜性研究
					中药新制剂与新剂型研究
					中药炮制技术传承与创新
					中药饮片炮制原理及标准化研究
					中药药性理论基础研究
					中药配伍作用及其安全性与有效性研究
					中药鉴定学
					中药药理学
					中药化学
					中药药剂学
				（1056）中药	（105600）中药	中药药效与毒理评价及应用
					中药提取分离分析技术与应用
					中药资源保护与利用
					中药制药工程与技术
					中药炮制技术规范化与标准化
					中药临床药学与服务
					中药药效物质基础及质量评价研究

序号	招生单位	门类	学科类别	专业	研究方向
					中药新制剂与新剂型研究
					中药新产品开发及疗效机制研究
					中药炮制技术及炮制机理研究
					秦巴山区中草药药性及药效物质基础研究
					中药药理学
					中药化学
					中药药剂学
					中药鉴定学
67	(10718) 陕西师范大学	(10) 医学	(1008) 中药学	(100800) 中药学	中药资源学
					天然药物化学
					中药活性成分药理
					中药物质基础分析
					中药活性成分筛析
68	(11840) 西安医学院	(10) 医学	(1056) 中药	(105600) 中药	中药制药工程与技术
					中药检验与质量控制
					临床中药学及合理用药
69	(91030) 空军军医大学	(10) 医学	(1008) 中药学	(100800) 中药学	中药自组装纳米粒形成及活性
					中药药效物质及机制研究
					中药药效及机制研究
					中药研究与评价
					中药药效物质研究与中药药理
					中药复方药效物质基础和作用机理
					中药药理学
					中药物质基础和整合机制研究
					中药化学
					中药药剂学
					中药物效机制研究

续表

序号	招生单位	门类	学科类别	专业	研究方向
					中药药效物质基础研究
			(1056)中药	(105600)中药	中药活性物质基础及机制系统分析
					中药研发与评价
70	(10735)甘肃中医药大学	(10)医学	(1008)中药学	(100800)中药学	中药资源评价、保护与可持续利用研究
					中药鉴定与品质评价研究
					中药药理与毒理研究
					中药药效物质基础与质量控制研究
					中药炮制与中药制剂研究
					中药及复方应用研究
			(1056)中药	(105600)中药	中药资源评价与可持续利用
					中药鉴定与品质评价
					中药药效与安全性评价
					中药药效物质与质量评价
					中药炮制与中药制药工艺
					中药及复方临床应用
71	(10733)甘肃农业大学	(10)医学	(1056)中药	(105600)中药	不区分研究方向
72	(10752)宁夏医科大学	(10)医学	(1056)中药	(105600)中药	不区分研究方向
73	(10760)新疆医科大学	(10)医学	(1008)中药学	(100800)中药学	不区分研究方向
			(1056)中药	(105600)中药	不区分研究方向

中药学博士招生专业目录

（截至 2025 年 5 月）

序号	招生单位	院系所	专业	研究方向
1	（84502）中国中医科学院	中药研究所	（100800）中药学	中药药理及作用机制研究、中药化学代谢和合成多样性研究、中药药效物质基础及质量评价、中药复杂体系解析及新药开发等 62 个研究方向
		中医基础理论研究所	（100800）中药学	方剂配伍的药效物质基础研究及中药配伍科学内涵研究
		医学实验中心	（100800）中药学	方剂配伍的药效物质基础研究及中药配伍科学内涵研究
		西苑医院	（100800）中药学	中药药理
				中药药理学
				中药药理与新药研发
		中医药健康产业研究所	（100800）中药学	中医药智能科学关键技术及智能装备研发
				中药制剂工艺与制剂技术研究及新药研发
				过程控制与质量评价
		中药资源中心	（100800）中药学	中药资源学与分子生药学研究、中药有效成分挖掘、分子医学等 23 个研究方向
		青蒿素研究中心	（100800）中药学	中药机理与靶标研究
				中药药理与合成生物学研究
				细胞生物学

续表

序号	招生单位	院系所	专业	研究方向
2	（10026） 北京中医药大学	生命科学学院	（1008Z3） 中药鉴定学	中药药效物质（含非全日制）
			（1008Z6） 中药药理学	中药分子与细胞药理学（含非全日制）
			（1008Z7） 中药药剂学	中药标准化、中药制剂新技术、中药生物药剂学、本草传承等（含非全日制）
		中药学院	（1008Z1） 中药资源学	中药资源质量与开发（含非全日制）
				中药资源定向培育研究（含非全日制）
				中药资源评价与利用（含非全日制）
			（1008Z2） 中药炮制学	中药炮制及质量控制（含非全日制）
				中药材及饮片质量控制和评价研究（含非全日制）
			（1008Z3） 中药鉴定学	中药质量评价（含非全日制）
				药用植物和分子生药学（含非全日制）
				中药质量评价与创新药物研究（含非全日制）
				中药质量评价研究（含非全日制）
				国际中药新资源与药品、大健康产品研发（含非全日制）
			（1008Z4） 中药化学	中药复方药效物质基础及新药创制（含非全日制）
				中药物质基础及作用机制研究；中药大健康产品研究（含非全日制）

序号	招生单位	院系所	专业	研究方向
				中药药效物质基础研究（含非全日制）
				中药活性成分发现及合成生物学（含非全日制）
				中药超分子药效物质基础研究（含非全日制）
				中药活性成分及作用机制研究、中药设计与优化（含非全日制）
				中（民族）药效物质基础及新药创制（含非全日制）
				中药药效物质与作用机制；中药质量评价（含非全日制）
				民族药药效物质研究（含非全日制）
				中药活性成分合成生物学研究（含非全日制）
				中药先导化合物发现与开发（含非全日制）
				中药药效物质（含非全日制）
				中药药效物质发现与作用机制研究（含非全日制）
			（1008Z5）中药分析学	数智中医嗅诊、中医药与肠道健康（含非全日制）
				中药生物技术；药辅合一及给药系统设计研究（含非全日制）
				中药化学成分分析和中药代谢组学（含非全日制）
				中药制造测量学（含非全日制）
				中药作用成分及机制解析（含非全日制）

续表

序号	招生单位	院系所	专业	研究方向
				中药分析与代谢组学（含非全日制）
				中药有效成分分析及体内过程分析（含非全日制）
				药性理论、中药信息学（含非全日制）
			（1008Z6）中药药理学	消化系统疾病生理与药理（含非全日制）
				中药防治脑血管疾病、生殖系统疾病的药理学研究、中药毒理学研究（含非全日制）
				中药新药研发，中药毒理研究（含非全日制）
				中药及其活性成分抗肿瘤药理（含非全日制）
				中医药抗糖尿病、肿瘤药效与作用机制研究（含非全日制）
				中药心脑血管药理（含非全日制）
				中医药治疗免疫性疾病的机制研究（含非全日制）
				中药毒性机制与减毒配伍研究（含非全日制）
				中药活性测定和中药质量控制（含非全日制）
				中医药免疫药理（含非全日制）
			（1008Z7）中药药剂学	中药新剂型、新技术（含非全日制）
				中药质量评价与中药资源产品开发（含非全日制）

序号	招生单位	院系所	专业	研究方向
				中药制剂新技术与体内过程（含非全日制）
				中医药基础理论、中药新技术和新剂型研究（含非全日制）
				中药新制剂及新技术研究（含非全日制）
				中药新制剂与新技术、药用纳米材料研究（含非全日制）
				中药新剂型与新技术（含非全日制）
				中药新剂型、新技术与体内过程（含非全日制）
				中药智能制药工程（含非全日制）
				中药口腔速释及难溶性药物微粒给药体系研究（含非全日制）
				中药新型递药系统及制药技术研究（含非全日制）
			（1008Z8）临床中药学	基于网络药理学和分子生物学的中药抗肿瘤作用机制研究（含非全日制）
				中药防治呼吸系统疾病研究；中医药民族药标准研究（含非全日制）
				中药的安全性和相互作用、中药临床药学研究（含非全日制）
3	（10063）天津中医药大学	不区分院系所	（100800）中药学	现代中药发现及关键技术
				中成药二次开发
				中药药理与毒理机制研究
				中药配伍增效减毒机制研究

续表

序号	招生单位	院系所	专业	研究方向
				基于补肾中药的植物性雌激素组织特异性研究
				中药药理与毒理机制研究
		中药学院与中医药研究院	（100800）中药学	中药药效物质基础及作用机制研究、中药心脑血管药理、中药纳米给药系统、药代动力学等84个研究方向
4	（10163）沈阳药科大学	药学院	（100800）中药学	中药/天然产物新给药系统
				中药新剂型和新技术
		中药学院	（100800）中药学	中药创新制剂研究、中药质量控制活性天然产物的分离及其结构修饰等23个研究方向
		功能食品与葡萄酒学院	（100800）中药学	中药药效物质基础及作用机制
5	（10162）辽宁中医药大学	药学院	（100800）中药学	中药化学
				中药品质评价及分子鉴定研究
				中药/天然药物活性物质基础与质量
				中药资源
				中药药剂学
				中药药效物质
				天然药物与肿瘤抗性和免疫逃避
				中药药理
				中药药效物质与作用机制、中药资源与质量控制
				中药炮制
6	（10199）长春中医药大学	药学院	（100800）中药学	中药化学
				中药药理学

序号	招生单位	院系所	专业	研究方向
				中药分析学
				中药炮制学
				中药鉴定学
				中药药剂学
				不区分研究方向（非全日制）
7	（10240） 哈尔滨商业大学	药学院	（100800） 中药学	中药药效物质基础及质量标准化研究
				中药抗肿瘤药理作用及机制研究
				中药新剂型研究与产品开发
				中药防治临床疑难病症的效用机理研究
8	（10228） 黑龙江中医药大学	药学院	（1008Z1） 中药化学	中药及其复方的药效物质基础研究
			（1008Z2） 中药药剂学	中药新剂型与新技术研究
			（1008Z4） 中药炮制学	中药炮制原理研究
			（1008Z5） 临床中药学	中药药性理论研究
			（1008Z6） 中药资源学	中药资源与药用植物生物工程
			（1008Z7） 中药鉴定学	基于中医方证代谢组的中药质量标志物
				经典方剂组方药物品种考证
9	（10268） 上海中医药大学	中药学院	（100800） 中药学	中药药效物质基础研究、中药新型给药系统、中药抗衰老机制研究等15个研究方向
		上海中医药大学附属 龙华医院	（100800） 中药学	代谢重编程与中医药抗肿瘤研究
				中医药防治乳腺癌基础及应用研究

续表

序号	招生单位	院系所	专业	研究方向
				中药药理、衰老与多脏器慢性病
		上海中医药大学附属岳阳中西医结合医院	（100800）中药学	中药药理学、心血管药理学
		中医健康协同创新中心	（100800）中药学	中药多组学
				中药药效及药理研究
		中药研究所	（100800）中药学	中药资源与生物技术、中药防治代谢性疾病生物学机制、中药抗消化道炎症和肿瘤药理等13个研究方向
		交叉科学研究院	（100800）中药学	肿瘤和神经药理学、智能靶向纳米制剂与药物、中药药理学等12个研究方向
		创新中药研究院	（100800）中药学	中药活性分子合成与结构改造、中药活性成分的药理和生物合成、中药活性成分全合成等7个研究方向
		中西医结合学院/中西医结合研究院	（100800）中药学	神经退行性疾病靶标的中药药理学研究
10	（10315）南京中医药大学	中医学院	（100800）中药学	中药配伍机制及应用/各科疾病用药规律及机制研究
		第一临床医学院、附属医院（江苏省中医院）	（100800）中药学	中医方证代谢组学研究
				自身免疫和代谢性疾病中医药防治基础和临床研究
				中西医结合抗肿瘤的机制研究
		医学院	（100800）中药学	神经退行性疾病发病机制及其防治药物研究
				恶性肿瘤的发病机制及抗肿瘤药物的研究与开发

序号	招生单位	院系所	专业	研究方向
				前沿交叉技术驱动的中医药抗肿瘤研究
				中医药防治血管紊乱相关疾病
		药学院	（100800）中药学	中药资源与鉴定、水盐代谢机制及中药调控、中药免疫调控机理等34个研究方向
		第三临床医学院（江苏省中西医结合医院、江苏省中医药研究院）	（100800）中药学	中药新制剂与新剂型研究
				中药药效物质基础和质量控制
		康缘中药学院	（100800）中药学	中药新药创制、制药过程控制与智能制造
11	（10316）中国药科大学	药学院	（100800）中药学	中药化学
				中药药理
				中药制剂
				中药分析
				中药炮制
				中药资源
				黄连基础与应用开发研究
12	（10344）浙江中医药大学	药学院	（100800）中药学	不区分研究方向
13	（10369）安徽中医药大学	药学院	（100800）中药学	道地药材品质提升与开发研究
				中药及复方药理学与物质基础研究
				中药活性成分筛选与结构改造研究
				中药炮制加工与质量控制研究
				中药制剂新技术与应用研究

续表

序号	招生单位	院系所	专业	研究方向
14	（10441） 山东中医药大学	中医学院	（100800） 中药学	不区分研究方向
		药学院	（100800） 中药学	不区分研究方向
		中医药创新研究院	（100800） 中药学	不区分研究方向
		海洋中药研究院	（100800） 中药学	不区分研究方向
		药物研究院	（100800） 中药学	不区分研究方向
15	（10541） 湖南中医药大学	第一附属医院	（100800） 中药学	中药炮制研究及中药制剂研发
				中药药效机制及特色中药制剂研究
		药学院	（100800） 中药学	临床中药学
				中药资源
				中药天然药物药效物质基础与分析研究
				中药药剂与药理
				中药药理
				中药系统生物学及质量创新研究
				中药活性物质基础与作用机制
				中药制剂与质量
				天然药物研究与开发
				血管疾病的中医药防治
16	（10507） 湖北中医药大学	药学院	（100800） 中药学	中药及其复方物质基础研究
				中药资源及其品质研究
				中药药性理论与作用机理研究

序号	招生单位	院系所	专业	研究方向
				天然产物的生物学活性、分子机制和作用靶点研究
				中药药性理论与作用机理研究
				中药化学生物学
				新疆特色中药民族药研究开发与成果转化
				中药资源及其品质研究
				中药资源开发与高值转化研究
				中药资源与本草基因组学
				中药资源及其品质研究
				中药炮制工艺原理与质量控制研究
				中药炮制原理与质量标准研究
				中药神经精神药理
17	（12121）南方医科大学	中医药学学位评定分委员会	（100800）中药学	不区分研究方向
18	（10572）广州中医药大学	中药学院	（100800）中药学	中药药效物质基础与作用机理、中药活性成分的生物合成与生物转化、药物制剂新剂型与新技术及中药新产品研发等42个相关研究方向
		第一临床医学院	（100800）中药学	新药研发
				中药新药开发与安全性评价
		第二临床医学院	（100800）中药学	抗炎免疫与心血管的研究
				中药药效物质基础的研究
				中药学研究
		科技创新中心	（100800）中药学	中医药防治脑病研究

续表

序号	招生单位	院系所	专业	研究方向
				中医药治疗神经退行性疾病的药效及机制研究
				中药抗病毒药效物质基础和作用机制
				中药系统药理学与神经药理学
				心血管药理
				中药靶向递送系统的构建与应用
		第四临床医学院	（100800）中药学	中药药效物质基础及质量评价、中药制剂研发
		深圳市中西医结合医院	（100800）中药学	中药药理学/中药活性成分药代动力学研究
		中科中山药物创新研究院	（100800）中药学	中药药代动力学
				中药化学
		广东一方制药有限公司	（100800）中药学	中药质量评价
		中医药广东省实验室	（100800）中药学	中药（复方）药效物质及作用机制
				中药抗病毒药效物质基础和作用机制
				中药药代动力学
				抗炎免疫与心血管的研究
19	（10633）成都中医药大学	药学院	（1008Z1）临床中药学	中药理论的科学内涵与临床应用创新研究
				中药防治脑病功效的科学内涵研究
			（1008Z2）中药药理学	疾病动物模型与中药药理毒理研究
				中药药效与毒理学研究
				中药治法与药效研究及应用

序号	招生单位	院系所	专业	研究方向
				中药质量分析与新药开发
				中药材规范化种植
				中药性能机理与安全性评价
				中药药效评价与机制研究
				中药药效物质基础
				中药药效物质基础与质量评价
				中药药效物质基础与作用机制研究
				中药炮制机理研究
		中医药科学院	(100800)中药学	分子药理学
				中医药防治心脑血管病、感染性疾病基础研究
				退行性疾病药靶与药物研究
				中药分析与质量评价
				中药抗心脑血管疾病药理作用及机制研究
26	(10412)江西中医药大学	药学院	(100800)中药学	中药分析与质量控制研究
				中药事业与中药产业管理研究
				中药信息处理与智能化开发研究
				中药药效物质基础研究
				中药药性与配伍机制研究
				中药制剂与工程技术研究
				中药资源开发与利用研究
				中药炮制传承与创新研究
27	(10136)内蒙古民族大学	蒙医药学院	(100800)中药学	蒙药基础理论与临床疗效评价研究
				蒙药质量评价和新药研究
				蒙药药效物质及作用机制研究
				蒙药品种整理与资源开发研究

序号	招生单位	院系所	专业	研究方向
				蒙药炮制原理及规范化研究
28	（10193） 吉林农业大学	中药材学院	（100800） 中药学	中药资源学
				中药化学
				中药药理学
29	（10393） 福建中医药大学	药学院	（100800） 中药学	不区分研究方向
				中药化学生物学
				中药药效物质基础及作用机制研究
				中药药效物质与药性理论研究
				中药分析新方法、新技术研究